건강한 시력을 위한
안경 · 콘텍트렌즈

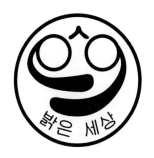

시력건강연구소

머리말

　우리 눈은 물체의 존재와 움직임 그리고 형태, 크기, 두께, 질감, 색감, 명암 등을 구별하고 인식하는 기능이 있으며 이러한 여러 가지 기능이 정상적으로 작용을 해야 비로소 볼 수 있다. 이러한 눈의 중요함은 우리 속담에 "몸이 천냥이면 눈은 구백냥"이라는 말이 있듯이 이루 말로 다 할 수 없이 중요하다고 할 수 있겠다.

　안경이라는 것도 적당히 사서 쓰는 물건이 아니라 눈에 맞게 측정되고 정확하게 조제, 가공되어 편안하게 착용할 수 있어야 비로소 안경으로서의 가치가 생기게 되는 것이다. 일반적으로 생활용품이나 의류 등은 꼭 맞지 않아도 적당히 사서 대충 사용할 수 있으나, 안경은 적당히 사서 대충 사용할 수 없을 뿐만 아니라 그럴 경우 오히려 시력에 나쁜 영향을 미치는 경우가 많이 있다.

과학문명이 발달하면 할수록 시(視)노동의 강도는 더욱 강하게 요구되고 있으며, 그에 따라 시력저하 현상도 날로 늘어날 수밖에 없는 것이 현실이다. 이러한 현실 속에서 우리는 어떻게 해야 건강한 시력을 유지할 수 있을 것인가, 또 어떻게 해야 바른 안경을 착용할 수 있을 것인가 하는 점이 매우 중요하다는 것은 누구나 알고 있지만, 바쁜 생활 속에서 별 생각 없이 살아온 우리들이기도 하다.

필자는 이러한 점을 늘 안타깝게 생각해오다 건강한 시력을 유지할 수 있는 방법과 안경, 콘텍트렌즈의 바른 착용 방법을 연구, 계몽하기 위하여 시력건강연구소(視力健康研究所)를 설립하였고 25년간 안경원을 운영해 오면서 안경사로서 일선 현장에서 생생히 부딪치며 체득한 바를 우리 주변의 모든 분들과 함께 나누고자 이 글을 쓰게 되었다.

건강한 시력을 위한 안경 · 콘텍트렌즈

이 책은 전문가를 위한 책이 아니라 일반인을 위한 책으로 전문적인 내용은 생략하거나 간략하게 요약하였고 전문용어는 되도록 사용하지 않았으며, 모든 분들이 쉽게 이해할 수 있도록 기술하고자 노력하였다. 이 글이 여러분의 시력건강과 바른 안경 착용의 길잡이가 될 것임을 믿어 의심치 않으며 아무쪼록 더욱 좋은 시력건강을 유지하시길 기원하는 바이다.

2005.10
視力健康硏究所 所長
眼鏡士 黃大淵

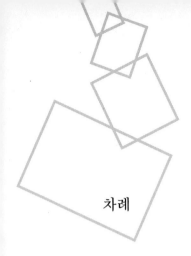

차례

건강한 시력을 위한 안경 · 콘텍트렌즈

건강한 시력을 위한 안경 · 콘텍트렌즈

제1장

눈의 구조와 기능

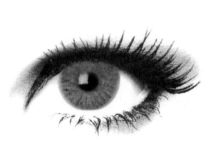

눈은 안축 길이 즉 각막에서 망막까지의 거리가 24mm, 무게 8g 정도의 둥근 모양으로 안구와 부안기로 구분되며 기능으로는 시력, 시야, 광각, 색각 기능 등이 있다. 이러한 구조와 기능이 정상적으로 작용을 해야 비로소 원활하게 사물을 지각할 수 있는 것이다. 이 장에서는 여러분의 이해를 돕기 위하여 간략하게 기본적인 사항만 요약하였다.

1. 눈의 구조

〈그림 1-1〉 안구의 구조

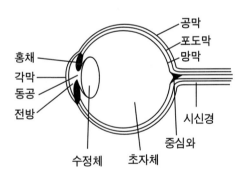

건강한 시력을 위한 안경 · 콘텍트렌즈

(1) 안구

① **각막**

각막은 눈의 가장 바깥쪽에 있는 투명한 막으로 앞쪽 1/6을 차지하며 혈관이 없다. 육안으로 보면 매끈하나 현미경으로 보면 우둘투둘한데 이 사이를 눈물이 채워 광학적 기능을 훌륭히 수행한다. 카메라와 비교하면 렌즈에 해당된다.

② **공막**

각막과 연결돼 바깥쪽 막의 5/6를 차지하며 불투명하다.

③ **전방**

전방은 각막 바로 뒤에 있으며 방수(투명한 액체)로 채워져 있다. 그 뒤 수정체 바로 앞에 있는 것은 후방이라고 하며 역시 방수로 채워져 있다.

④ **홍채**

홍채는 포도막의 가장 앞부분에 있으며 풍부한 색소와 혈관이 있다. 우리가 흔히 검은동자라고 부르는 부분이다.

⑤ **포도막**

포도막은 내측에 있는 막으로 색소를 많이 포함하고

있는 혈관성 조직이다.

⑥ 동공

동공은 홍체 사이 중앙에 있는 둥근 구멍을 말하며 눈으로 들어오는 빛의 양을 조절하며 빛의 양에 따라 축소 또는 산대된다. 카메라와 비교하면 조리개에 해당된다.

⑦ 수정체

수정체는 볼록렌즈 모양의 투명한 조직으로 혈관이 없다. 빛의 굴절에 관여하며 굴절력을 조절한다.

⑧ 초자체

초자체는 안구 용적의 80%를 차지하며 젤리 모양으로 혈관이 없고 투명하다. 내압으로 안구 형태를 유지한다.

⑨ 망막

망막은 가장 안쪽에 있는 막으로 투명한 신경조직이며 상을 맺는 역할을 한다. 카메라와 비교하면 필름에 해당된다.

(2) 부안기

① 안와

안와는 안면 정중선 양측에 있는 일곱 개의 뼈로 둘러싸인 공간이다.

② 안검

안검은 상안검과 하안검으로 나뉘어져 있으며 안구를 보호하는 역할을 하며 눈에 이물질이 들어가는 것을 방지하고 수면 중에는 안구가 외부에 노출되지 않도록 하며 누액의 배출을 돕는 피부조직이다.

③ 누기

누기는 눈물을 분비하는 누선과 배출하는 누도로 구성되어 있다. 눈물의 하루 분비량은 0.5~1.0cc의 극소량으로 안구의 건조를 방지하고 라이소짐이라는 효소가 있어서 세균의 증식을 억제시키고 분해하는 작용을 한다.

④ 결막

결막은 투명한 조직으로 점액을 분비하며 눈물과 함께 각막의 표면을 미끄럽게 만들어 안검과 안구의 움직임에 마찰이 없도록 한다.

⑤ 안근

안근은 내직근, 외직근, 상직근, 하직근, 상사근, 하사근의 6개의 근육으로 이루어져 있으며 안구의 움직임을 관할한다.

2. 눈의 기능

(1) 시력

시력이란 물체의 존재와 형태를 인식하는 능력을 말한다. 망막의 중심와에 상이 맺힐 때를 중심시력이라고 하며 중심와 주변에 상이 맺힐 때는 주변시력이라고 한다. 일반적으로 시력이라 함은 중심시력을 일컫는다. 시력은 다음과 같은 여러 가지가 복합적으로 이루어진다.

① 가시최소역

망막의 빛에 대한 감도를 말하며 최소의 한 점의 크기 또는 최소의 광선량을 말한다.

② 분리최소역

눈의 해상력을 말하며 두 점이 너무 가까우면 합쳐진 하나의 점으로 보인다. 이때 두 점을 두 개로 인식할 수 있는 최소간격을 말한다.

③ 가독최소역

읽고 판단할 수 있는 문자 또는 형태의 최소 크기를 말한다.

④ 시각

큰 물체도 멀리 있으면 작게 보이고 작은 물체도 가까이 있으면 크게 보이므로 안구의 결점으로 이은 두 직선이 만드는 각도를 말하며 이에 의하여 망막상의 물체의 크기가 결정된다.

(2) 시야

시야란 눈이 한 점을 주시하고 있을 때 그 눈이 볼 수 있는 외계의 범위를 말한다. 한 점을 주시할 때는 중심시력으로 보지만 주변의 움직임을 느낄 수 있는 것은 주변시력이 있기 때문이다. 주변시력은 물체의 형태와 색채는 분명하게 인식하지 못하지만 움직임에는 매우 민감하게 작용한다.

(3) 광각

광각이란 빛을 느끼는 기능 즉 빛의 유무와 강도의 차이를 구별할 수 있는 능력을 말한다. 밝은 곳, 즉 명순응 상태에서는 물체의 형태와 색채 등을 명확히 볼 수 있지만, 갑자기 어두운 곳으로 들어가면 처음에는 전혀 구분하지 못하다가 차츰 시간이 흐른 뒤에야 암순응상태가되어 물체를 조금씩 볼 수 있게 된다. 명순응상태는 30~40초 만에 이루어지며 암순응상태는 50~60분이지났을 때 최고에 도달한다. 암순응상태에서는 중심시력보다 주변시력이 더 작용하므로 물체의 형태와 색채는 뚜렷하지 않으나 움직임에 더 예민하다. 야맹이라는 것은 이러한 암순응이 불량한 것을 말한다.

(4) 색각

우리가 볼 수 있는 가시광선 중 파장의 차이에 따라 물체의 색을 구별하여 인식하는 능력을 색각이라 한다. 색각은 명순응상태에서만 있으며 중심시력에서 예민하다. 색각의 장애는 선천적인 경우와 눈의 질병에 의해 2차적으로 생긴 경우가 있다. 선천적인 경우는 유전에 의한 것이 대부분이고 2차적인 경우는 시신경위축, 망막기능장애, 신경이상 등의 경우에 생긴다.

망막에는 세 가지 원추세포가 있는데 그 중 어느 하나라도 없거나 그 기능이 정상적이지 못하면 색각장애가 오며 색맹과 색약으로 구분된다.

① 색맹

세 가지 원추세포가 모두 없는 경우를 전색맹이라고 하며 두 가지 원추세포만 있는 경우를 색맹이라고 한다. 전색맹은 모든 색이 흑색 또는 회색으로 보이기 때문에 물체의 명암과 크기만 지각하게 된다. 색맹에는 적색맹, 녹색맹, 청색맹으로 나뉘며 이중 적록색맹이 가장 많다.

② 색약

세 가지 원추세포가 모두 있으나 그 기능이 정상적이

지 못한 경우를 색약이라 한다. 색약에는 적색약, 녹색약, 청색약으로 나뉘며 이중 적록색약이 가장 많다. 적록색약의 경우 적색과 녹색은 약간 볼 수 있으나 심한 경우에는 색맹과 다름없이 물체의 명암과 크기만 지각하게 되는 경우도 있다.

시력이 정상이라 해도 굴절이상이 있을 수 있으므로 정기적인
굴절검사가 필요하다.

제2장

눈의 굴절검사

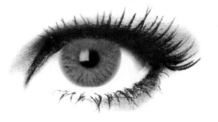

시력이 나쁜 경우에만 굴절이상이 있는 것은 아니며 가벼운 난시나 원시가 있을 경우에는 시력은 정상이어도 굴절이상을 교정해 주어야 하는 경우가 많이 있다. 따라서 정기적인 굴절검사가 필요하며 굴절이상이 발견되면 안경이나 콘텍트렌즈로 교정을 해주어야 하며 충분한 교정시력이 나오지 않을 경우에는 안질환이 있는 경우가 많으므로 안과 전문의의 진료를 요한다.

(1) 굴절검사에 사용되는 약호

구 분	약 호
구면렌즈	S 혹은 Sph
원주렌즈	C 혹은 Cyl
볼록렌즈	+
오목렌즈	-
정점굴절력	D
근용가입도	Add
원주렌즈축	AX 혹은 AXis
프리즘	△ 혹은 Prism
프리즘기저	Base
동공간거리	PD(원용PD: FPD, 근용PD: NPD)
우안	R 혹은 OD
좌안	L 혹은 OS
원용	Distance 혹은 Dist
근용	Reading 혹은 Read

(2) 굴절검사 순서와 방법

굴절검사는 '사전검사, 문진, 동공거리측정, 나안시
력측정, 타각적 굴절검사, 자각적 굴절검사'의 순으로
한다.

① 사전검사

과거에 안경을 착용한 적이 있는지, 시력저하가 의심
될 정도의 안질환이나 안상해가 있었는지, 혈족 중에 굴
절이상이 있는 사람이나 안경을 착용하고 있는 사람이
있는지, 약물을 복용하고 있는지 등을 살피며 사용하고
있는 안경이 있으면 그 안경의 도수를 확인한다.

② 문진

갑자기 시력이 나빠졌는가, 아니면 서서히 나빠졌는
가, 단순하게 흐리게 보이는가, 아니면 눈이 피로하거
나, 눈물이 나거나, 머리가 아프거나 등의 안정피로증세
를 동반하는지 등을 확인한다.

③ 동공거리 측정

동공거리는 안구회시 중심점 간의 거리를 말하나, 실
측하기가 불가능하므로 안축 간의 거리 즉 동공 간의 거
리를 재는 것이며 PD게이지나 측정자로 측정한다. 좌우
동공 간 거리가 다르다는 것을 염두에 두고 좌우를 따로
측정하는 것이 원칙이다. 사시인 경우에는 양안을 교대

로 가리면서 측정해야한다.

④ **나안시력측정**

나안시력이란 교정을 하지 않은 그대로의 시력을 말하며 시표를 보면서 한 눈씩 측정한다. 보통 왼쪽 눈을 먼저 가리고 오른쪽 눈부터 측정하며 눈을 가릴 때 압박이 되지 않도록 하고, 조절을 하지 않은 상태 다시 말해서 눈을 찌푸리지 않고 크게 뜬 상태에서 측정해야 한다. 시표상 3개 중 2개를 읽으면 시력으로 인정한다.

여기에서 많은 사람들이 시표상에 있는 가장 큰 0.1의 시표를 읽지 못하면 '마이너스 시력'이라고 하는데 이

0.1 이하의 시력

0.1 시표가 보이는 거리(m)	시 력
4.5	0.09
4.0	0.08
3.5	0.07
3.0	0.06
2.5	0.05
2.0	0.04
1.5	0.03
1.0	0.02
0.5	0.01

건강한 시력을 위한 안경 · 콘텍트렌즈

것은 사회적으로 편의상 일컫는 것이며, 정확히는 0.09, 0.08, 0.07…로 측정이 되므로 마이너스 시력이라 부르는 것은 잘못된 것이다.

0.1이하의 시력을 측정하는 방법으로는 5m 거리의 시표상에서 아무 것도 보이지 않으면 0.1의 시표가 보일 때까지 앞으로 다가가서 멈춘 다음 시표와의 거리를 계산하여 측정하며 시표와의 거리와 시력은 앞 도표와 같다.

시력표에 가까이 가도 0.1의 시표가 보이지 않을 때는 30cm 앞에서 손가락을 헤아릴 수 있으면 '안전 30cm 지수'라고 하며, 20cm 앞에서 헤아리면 '안전 20cm 지수'라고 한다. 지수를 알 수 없는 경우에는 눈앞에서 손을 움직여 이것을 알면 '안전수동'이라고 하며, 손의 움직임조차도 알지 못하면 암실에서 손전등을 눈에 비춰 빛을 지각하면 '광각'이라 하고 이때 명암도 구별하지 못하면 시력은 '제로(0)'라고 한다.

시력을 측정해보면 서로 다른 시간에 또는 서로 다른 장소에 따라 약간의 오차가 나타나는 경우가 있는데, 이 점을 많은 사람들이 의아하게 생각하나 이것은 바로 시표면의 밝기나 눈의 피로감, 눈의 조절력 때문이다.

이러한 나안시력의 오차는 중요한 것이 아니며, 정작

중요한 것은 교정시력과 교정도수이다. 같은 시력을 가진 사람이라고 해도 각각 교정되는 시력과 도수는 다르기 때문이다.

⑤ **타각적 굴절검사**

타각적 굴절검사로는 검영법과 굴절계가 있다. 검영법으로는 스키아스코피와 리티노스코피가 있으며 굴절계로는 리프렉토미터가 있다. 리프렉토미터는 흔히 안과나 안경원에서 사용하고 있는 컴퓨터 자동 측정기를 말하며 굴절력, 원주렌즈축, 각막곡률반경, 동공거리는 물론 측정일시까지 자동으로 측정되어 프린팅까지 되고 있다. 이러한 여러 가지 타각적 굴절검사는 눈 속에 빛을 집어넣어 그 빛의 굴절상태에 따라 굴절력을 측정하

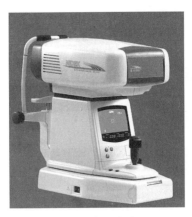

리프렉토미터

건강한 시력을 위한 안경 · 콘텍트렌즈

는 것이다.

⑥ 자각적 굴절검사

타각적으로 측정된 굴절력을 시험안경테에 세팅하여 시표를 보면서 확인하며 교정하는 것을 말한다. 시험 안경테에 여러 개의 시험렌즈가 겹치다 보면 무게로 인하여 코 부위에 압박감을 느끼는 경우가 있으나 안경으로 완성되어 착용하게 되면 이러한 압박감은 제거된다.

교정된 도수는 편하고 자연스러운 상태에서 잘 보여야 하므로, 가까운 곳이나 먼 곳을 보게 하고 걸어 다녀 보게도 하여 어지럽거나 기울어져 보이지 않는지 확인하고, 이상이 있을 경우 조금씩 교정해가면서 가장 편

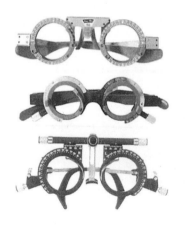

시험안경테

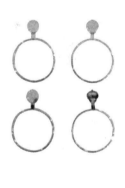

시험안경렌즈

시력표

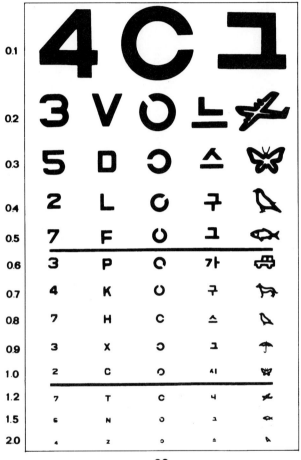

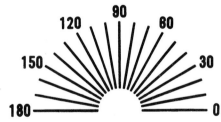

건강한 시력을 위한 안경 · 콘텍트렌즈

하고 자연스럽게 잘 보이는 적정한 도수를 찾아내어야 한다.

이러한 자각적 검사를 소홀히 하면 절대로 좋은 안경은 맞출 수가 없다. 물론 이러한 과정에서 눈에 다른 이상이 있을 경우 그것을 치료한 후가 아니면 정확한 안경을 맞출 수 없는 경우도 있다. 또한 드물게는 약물이나 술에 취한 상태에서 안경을 맞추려 하는 예도 있으나 술에 취하게 되면 모든 지각능력이 떨어지므로 정확한 안경을 맞추기 어렵다.

⑦ 기타 굴절검사 방법

* 운무법

운무법은 볼록렌즈를 사용하여 조절을 이완시킨 후 검사하는 방법을 말하는데, 어린이나 작은 변화에 민감하지 못한 사람은 효과가 적다.

* 조절마비제 사용

조절마비제 사용은 동공을 산대시키기 위한 방법으로 아트로핀, 호마트로핀 등의 조절마비제를 점안하여 조절을 휴지시킨 후 검사하는 방법으로 조절력이 매우 강한 어린이의 경우에 효과적이며 안과전문의의 처치에 따라야 한다.

✱ 이색검사

이색검사는 적록시표를 사용하여 정밀한 교정을 목적으로 실시하며 눈의 색수차를 응용한 것이다. 적색과 녹색의 시표가 동일하면 잘 교정된 것이며, 적색이 밝게 보이면 오목렌즈는 강하게 하고 볼록렌즈는 약하게 하며, 반대로 녹색이 밝게 보이면 오목렌즈는 약하게 하고 볼록렌즈는 강하게 한다.

⑧ 처방기록 또는 발행

굴절검사가 끝나면 그 결과를 기록하여 보관하거나

안경처방전

이름

날짜 년 월 일

		Sph	Cyl	Ax	△	Base	PD
Dist.	R						mm
	L						
Read.	R						mm
	L						

처방자 ○ ○ ○ (인)

처방전을 발행한다. 안과나 안경원에서 주로 쓰이는 안경처방전의 양식은 위와 같다

(3) 시표

시표는 란돌트환, 스넬렌E시표, 숫자나 글자로 된 시표, 그림으로 된 시표 등이 있다. 스넬렌시표는 주로 미국에서 사용되고 있으며 란돌트환시표는 우리나라와 유럽에서 사용되고 있다. 현재 우리나라에서는 란돌트환, 숫자, 글자, 그림이 복합적으로 되어 있는 시표가 주로 사용되고 있다.

스넬렌E시표는 20휘트(약 6m) 거리에서 측정하며 시표번호 20의 시표를 알아 맞추면 20/20으로 표시하며 이는 1.0의 시력에 해당한다.

란돌트환시표는 지름 7.5mm, 폭 1.5mm, 틈 1.5mm

〈그림 2-2〉

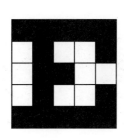

스넬렌E시표

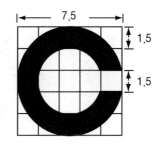

란돌트환

의 고리를 5m 거리에서 보고 그 터진 방향을 알아 맞추면 시력을 1.0으로 표시하며, 이보다 10배 크기를 알아맞추면 시력을 0.1로 표시한다. 시표면의 밝기는 약 200룩스를 사용하며 측정거리는 5m용, 3m용 등의 시표가 있으므로 거기에 맞는 거리를 유지한다. 난시가 있을 경우에는 방사선시표를 보면 어느 한 방향의 선은 진하게 보이고 다른 방향은 흐리게 보인다. 이같이 흐리게 보이는 방향이 난시의 축에 해당한다. 이때 난시가 없으면 고르게 보인다.

〈그림 2-3〉

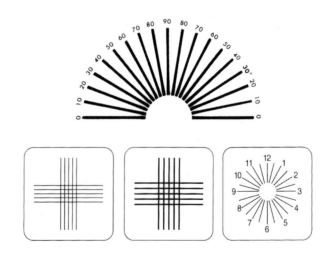

건강한 시력을 위한 안경 · 콘텍트렌즈

제3장

눈의 굴절이상

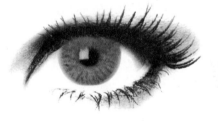

현재 우리나라에서 굴절이상으로 안경이나 콘텍트렌즈를 착용하고 있는 사람이 전 국민의 절반에 육박하고 있으며, 실제 안경이나 콘텍트렌즈를 착용해야 할 사람까지 합하면 절반을 넘을 것으로 예상되고 있다. 이토록 수많은 사람들이 여러 가지 원인에 의하여 근시, 원시, 난시, 노시, 부동시, 사시, 무수정체시, 약시 등으로 인해 편안한 시(視)생활을 하지 못하고 있는 것이다.

1. 정시와 비정시

(1) 정시

외부에서 눈에 들어오는 빛은 각막, 전방, 동공, 수정체, 초자체를 차례로 통과하여 망막에 초점을 맺고 시신경을 통하여 대뇌에 전달되어 물체를 지각하게 된다. 이러한 과정에서 수정체는 부풀어졌다, 납작해졌다 하면서 빛을 알맞게 굴절시켜 망막에 초점을 맺게 하는데 이것을 조절작용이라 한다. 이러한 조절작용을 하지 않는 조절휴지상태에서 평행광선이 망막에 초점을 맺으면 정시라고 하며 정상시력을 갖는다.

(2) 비정시

정시에 반하여 망막에 초점을 맺지 못하고 망막의 앞

건강한 시력을 위한 안경·콘텍트렌즈

쪽에 초점을 맺으면 근시라고 하며, 망막 뒤쪽에 초점을 맺으면 원시라 하고 한 점에 초점을 맺지 못하는 것을 난시라 한다. 이와 같은 근시, 원시, 난시 등을 비정시라 하며 대부분 시력장애가 따른다. 이러한 비정시의 시력 장애 원인은 다음과 같다.

〈그림 3-1〉

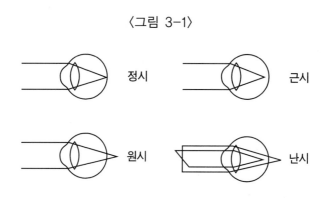

＊ 빛이 지나가는 통로 즉 각막, 전방, 동공, 수정체, 초자체 등에 이상이 있는 경우.

＊ 망막에서 대뇌까지의 시로에 이상이 있는 경우.

＊ 녹내장 등 안압에 이상이 있는 경우.

＊ 굴절이상 및 조절이상인 경우.

＊ 히스테리나 신경증 등 기능적 장애가 있는 경우.

(3) 안정피로

안정피로란 한 마디로 눈이 피로한 것을 말하며 눈부심, 눈 충혈, 눈물이 자주남, 두통, 어지러움, 메스꺼움 등의 증세가 나타난다. 시력이 정상이라도 굴절이상이 있는 경우에는 안정피로 증세가 나타나는 경우가 많으므로 이러한 굴절이상을 교정해주면 안정피로 증세가 없어지는 것은 흔히 있는 일이다. 따라서 시력이 좋다고 안경착용을 기피하는 일은 없어야 하겠다.

안정피로의 원인으로는 다음과 같다.

✽ 병적인 원인 : 근시, 원시, 난시 등의 굴절이상이 있는 경우이며, 특히 가벼운 난시나 원시가 있을 경우에는 비교적 시력은 좋은 데도 안정피로가 쉽게 나타난다. 또한 전신건강이 나쁠 때와 저혈압, 빈혈 그리고 임산부의 경우에도 쉽게 나타난다.

✽ 생리적인 원인 : 근업을 장시간 하는 경우에 눈의 조절작용이 과도하여 나타나며 중년 이후에는 조절능력이 감퇴되기 때문에 쉽게 나타난다.

✽ 주위환경에 의한 원인 : 근업시 조명이 나쁠 경우에 쉽게 나타나며 TV나 컴퓨터를 장시간 보는 경우에도 나타나는데 이는 VDT증후군(일명 컴퓨터눈병)의 초기증상이며 화면에서 발생되는 전자파 때문이다.

✱ 신경성 원인 : 신경을 많이 쓰는 경우에 쉽게 나타나며 이는 적절한 휴식과 기분전환이 필요하다.

2. 근시

(1) 근시의 정의

외부에서 들어오는 평행광선이 각막이나 수정체를 통과할 때 굴절하게 되는데 이 빛이 망막에 도달하지 못하고 그 앞에서 초점이 맺는 현상을 근시라 한다.

(2) 근시의 종류

① 원인에 따른 구분

✱ 축성근시 : 각막에서 망막까지의 길이(평균 24㎜) 즉 안축이 길어서 생기는 근시를 말하는데, 대부분의 근시가 이에 해당된다.

✱ 굴절성 근시 : 각막이나 수정체의 굴절력이 강해서 생기는 근시를 말한다.

② 진행에 따른 구분

✱ 단성근시 : 외적 요인과 관계없이 10대부터 증가하여 23~25세 정도에 정지된 후 큰 변화가 없으며 대부분 이에 해당된다. 학동기에 진행된다고 해서 학교근시라고도 한다.

✱ 진행성 근시 : 진행도 빠르고 상당한 나이까지 계속적으로 진행되며 악성근시라고도 한다.

③ **도수에 따른 구분**

✱ 경도근시 : -2.0D 이하의 근시

✱ 중등도근시 : -2.0D ~ -6.0D의 근시

✱ 고도근시 : -6.0D 이상의 근시

(3) 근시의 증상

근시의 주된 증상으로는 가까운 곳은 잘 보이고 먼 곳은 잘 안 보인다. 어린이의 경우는 스스로 정상 시력이 무엇인지 잘 모르기 때문에 아이들의 행동을 주의 깊게 관찰해 봐야 하며 다음과 같은 습성이 있으면 일단 근시를 의심해 봐야 한다.

✱ 컴퓨터나 TV앞에 바짝 다가가서 본다.

✱ 눈이 아프다고 한다.

✱ 머리가 아프다고 한다.

✱ 눈을 자주 비비거나 자주 깜박인다.

✱ 일정한 곳을 잘 보지 못하고 시선이 고정되지 못한다.

✱ 끈기가 없고 금방 싫증내며 산만하다.

✱ 먼 곳을 볼 때 눈을 가늘게 뜨거나 머리를 기울여 본다.

건강한 시력을 위한 안경 · 콘텍트렌즈

(4) 근시의 발생과 진행

① 발생

✽ 생후 1개월까지는 반사반응만을 나타내고 생후 3~4개월이 지나면 사물에 따라 시선을 옮길 수 있으며 점차로 물체와 색채를 구별할 수 있게 된다. 이때 강한 색채의 움직이는 모빌을 천정에 달아주면 시기능 훈련에 좋다고 하나 확실한 근거가 제시된 적은 없다.

✽ 그 후 엄마 눈을 똑바로 맞추지 못하든지 제대로 걸을 정도가 되었는데도 자주 넘어지는 경우에는 일단 근시를 의심해 봐야 한다. 만약 이때 사시가 발생되면 치료를 받아야 하며 그대로 방치하면 약시가 될 수도 있다

✽ 유아기 때는 대부분 2~3D의 원시상태이며 생후 1년에 0.2정도, 생후 2년에 0.5~0.6정도, 5~6살이 되면 대부분 1.0이상의 정상시력으로 발달하게 된다. 이 과정에서 안축이 너무 길어지면 축성근시가 되는 것이다.

✽ 어린이의 대부분은 학교에서 실시하는 시력검사 또는 학교 칠판이 잘 안 보이게 돼서야 발견되는 경우가 많으므로 취학 전에 반드시 시력검사를 받아 보아야 하며 아이들의 행동을 주의 깊게 살펴봐야 한다.

✽ 성인이 된 이후에는 당뇨병, 백내장 초기, 녹내장,

스트로이드제 투여, 임신 중에도 나타날 수 있고 외상에 의해서도 나타날 수 있다.

＊ 근시의 발생은 양친이 정시인 경우에 10%정도, 한쪽 부모가 근시인 경우에 30%정도, 양쪽 부모 모두 근시일 경우에는 60%정도의 근시가 발생된다고 보고 된 적이 있다. 그러나 그것이 유전인자에 의한 것인지 후천적 요인에 의한 것인지 확실치 않은 경우가 많다.

② 진행

＊ 어릴 때부터 발생되었다면 성장과 더불어 안구도 계속 발육하므로 근시도 계속 진행되는 경우가 많다.

＊ 초·중·고의 시기는 급격하게 성장하는 때이고 TV나 컴퓨터 등 주변환경도 눈을 쉽게 피로하게 만든다. 또 어두운 조명 아래에서 밤늦도록 책을 읽어야 하는 등 눈의 피로가 누적되기 쉬워 근시의 진행도 빨라지는 경우가 많다. 대한안경사협회와 한국갤럽의 2005년도 '안경착용률조사'에 따르면 초등학생의 27.9%, 중학생의 49.1%, 고등학생의 58.9%가 안경을 착용하는 것으로 나타났는데 이를 보더라도 성장기에 대부분 진행되는 것을 알 수 있다.

＊ 일반적으로 성장이 완료되는 23~25세 무렵이 되면 근시의 진행도 정지되나, 성인이 되어서도 눈에 피로

건강한 시력을 위한 안경·콘텍트렌즈

가 누적되지 않도록 충분한 휴식을 취하고 조명이나 자세에도 주의하는 것이 좋다.

❋ 어렸을 때부터 고도근시인 경우에는 안저에도 여러 가지 병변이 나타날 수 있다. 즉 초자체 변성에 의한 비문증, 망막박리, 망막변성, 황반부 출혈 등이 나타날 수 있으며 백내장이나 녹내장이 오기도 하며 드물게는 사시가 오는 경우도 있다.

(5) 근시의 교정

❋ 근시교정의 중요한 점은 조기에 발견하여 눈에 맞는 안경을 착용시키는 등의 적절한 조치를 취해줘야 한다. 어떤 부모들은 경제적으로 힘이 들어서 또는 안경착용이 외관상 좋지 않다는 이유로, 또는 아이들이 안경을 쓰고 싶어 거짓말 한다며 안경 씌우기를 거부하여 시력

〈그림 3-2〉

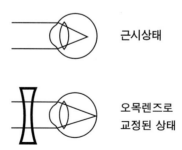

근시상태

오목렌즈로
교정된 상태

교정시기를 놓쳐 시력발달을 악화시키는 경우도 드물게 볼 수 있는데 매우 안타까운 일이다.

✽ 교정방법은 근시 도수에 맞는 오목렌즈를 끼워줌으로써 망막에 초점이 맺도록 하는 것이다.

✽ 근시교정시 흔히 있기 쉬운 과교정을 피하기 위해서는 정상시력으로 교정되는 오목렌즈 중 가장 약한 것으로 교정하여야 하며 이것을 완전교정이라 한다.

아래 도표와 같은 경우에 -2.25D로 교정하는 것을 완전교정이라 한다.

완전교정의 예

교정도수	교정시력
-2.00D	1.0
-2.25D	1.2
-2.50D	1.2
-2.75D	1.0

✽ 처음 안경을 쓰는 경우는 도수에 대한 거부감이 민감하므로 교정시력 1.0이하의 불완전교정이 좋을 수도 있다.

✽ 고도근시인 경우에는 렌즈 주변부의 프리즘작용

건강한 시력을 위한 안경 · 콘텍트렌즈

으로 눈의 피로가 쉽게 오므로 불완전교정을 하든가 콘텍트렌즈를 착용하는 것이 효과적이다.

✻ 근시안경으로 충분한 시력이 나오지 않을 경우에는 각막, 수정체, 초자체 등이 혼탁되어 있는 경우와 망막중심와가 이상이 있는 경우가 대부분이다. 또 몸의 신진대사 이상으로 인한 질병이나 뇌신경질환인 경우도 있으며 선천적인 약시나 사시성 약시인 경우도 있다. 이와 같이 충분한 시력이 나오지 않을 경우에는 일단 안질환을 의심해 봐야 하며 안과전문의의 진료가 필요하다.

(6) 가성근시

✻ 가까운 곳을 오래 보면 모양체 근육이 긴장이 되어 먼 곳을 볼 때 긴장상태가 해소 되지 않아 근시와 같은 상태가 된 것을 가성근시라 한다.

✻ 가성근시는 독서 등 근업을 오래하는 경우와 원시를 교정해 주지 않았을 경우 그리고 히스테리에 의해 올 수 있다.

✻ 진성근시와 가성근시의 구별 : 모양체 근육을 풀어주는 조절마비제를 점안하고 굴절검사를 하면 가성근시일 경우에는 근시 상태가 없어지나, 진성근시일 경우에는 별다른 변동이 없다.

(7) 근시 교정수술

✽ 방사상각막절개술, 엑시머레이저, 라식 그리고 각막이 특히 얇은 사람에게는 라섹과 마이크로라식에 이어 맞춤라식까지 발전을 거듭해오면서 95% 이상의 성공률을 보이고 있다. 그러나 약간의 눈부심이나 안구건조증 등의 부작용이 보고 되고 있으며 정상시력에 미치지 못하는 경우도 간혹 있으므로 부족한 만큼 보충된 안경을 사용하면 더욱 좋다.

✽ 수술은 성장이 완료된 23세 이후 근시진행이 멈춘 뒤에 하는 것이 바람직하며 그 이전에 수술을 하면 계속 진행이 되기 때문에 결국 재수술이 필요하게 된다.

✽ 라식수술에 해당되지 않는 -10.00D 이상의 고도 근시인 사람은 눈 속에 렌즈를 삽입하거나 수정체를 제거한 뒤 인공수정체를 삽입하는 수술이 효과적이다.

(8) 기타

안경광학중심에서 보는 것보다 측면에서 보거나 기울여 보면 또는 거꾸로 보면 더 잘 보인다고 하는 예가 있으나, 이것은 렌즈의 프리즘작용으로 더 강한 도수의 안경을 쓰는 것과 같은 상태가 된 까닭인데 안정피로를 일으키므로 실제로 이렇게 장시간 착용할 수는 없다.

3. 원시

(1) 원시의 정의

외부에서 들어오는 평행광선이 각막이나 수정체를 통과할 때 굴절하게 되는데 이 빛이 망막을 지나 망막의 뒤에 초점을 맺는 현상을 원시라 한다.

(2) 원시의 종류

① 원인에 따른 구분

✽ 축성원시 : 안축이 짧아서 생기는 원시를 말하며 어린이에게서 많이 나타난다.

✽ 굴절성원시 : 각막이나 수정체의 굴절력이 약해서 생기는 원시이며 노인에게서 많이 나타난다.

✽ 굴절률성원시 : 수정체의 굴절력을 변화시키는 병변이 와서 생기며 노화나 당뇨병 등에 의하여 나타난다.

② 교정에 따른 구분

✽ 잠복원시 : 자기조절력으로 완전히 교정되는 원시이며 아무런 불편이 없다.

✽ 현성원시 : 자기 조절력이나 볼록렌즈 어느 쪽으로도 교정이 되는 원시를 말한다.

✽ 절대원시 : 반드시 볼록렌즈로 교정해야 하는 원시를 말한다.

③ 도수에 따른 구분

✱ 경도원시 : +2.00D 이하의 원시

✱ 중등도원시 : +2.00~4.00D의 원시

✱ 고도원시 : +4.00D 이상의 원시

(3) 원시의 증상

✱ 경도의 원시 또는 조절력이 강한 어린이는 별다른 증상이 없는 경우가 많으며, 나이가 든 사람은 가까운 곳이 잘 안 보이고 심하면 먼 곳도 잘 안 보인다.

✱ 원시가 있으면 먼 곳을 볼 때 원시의 도수만큼 조절해야 하므로 눈이나 머리가 아프고 충혈, 건조감, 눈물이 흐르는 등의 조절성 안정피로가 온다. 특히 나이가 들수록 심하게 나타난다.

✱ 어린이의 경우 조절이 폭주(눈이 안으로 모아지는 현상)에 비해 크게 소용되므로 드물게 내사시가 나타날 수 있다.

(4)원시의 발생과 진행

① 발생

✱ 대부분 원시안으로 태어나서 5~6살이 되면 1.0정도의 정시안으로 발달하는 데 이 과정에서 안축이 짧아서 발생되는 경우가 대부분이며 근시에 비하여 매우 드물다.

✱ 고도원시의 경우에는 유전성으로 나타나는 경우가 많으나 경도원시의 경우에는 유전인자에 의한 것인지 확실하지 않다.

② 진행

어린이의 경우에는 거의 진행이 안 되고 오히려 성장하면서 안구가 커지므로 안축이 길어지기 때문에 회복되는 경향이 있으며, 반대로 30대 중반쯤부터는 수정체의 조절력이 감퇴하기 시작하므로 약간의 진행이 있는 경우가 있다.

(5) 원시의 교정

✱ 원시의 교정은 원시도수에 맞는 볼록렌즈를 끼워줌으로써 망막에 초점이 맺도록 한다.

〈그림 3-3〉

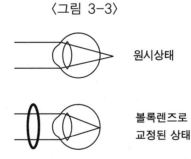

원시상태

볼록렌즈로
교정된 상태

✱ 원시의 교정은 조절성안정피로증상을 없애기 위하여 눈의 조절력을 없애는 것이 바람직하므로 가장 좋은

시력을 얻을 수 있는 도수 중 가장 강한 볼록렌즈로 교정한다. 이것을 완전교정이라 한다.

완전교정의 예

교정도수	교정시력
+1.00D	1.0
+1.25D	1.2
+1.50D	1.2
+1.75D	1.0

위와 같은 경우에는 +1.50D로 교정하는 것을 완전교정이라 한다.

✱ 원시의 교정은 증상과 직업, 근업에 지장이 있는가의 여부에 따라 결정하며 경도의 원시에서 충분한 조절력이 있는 경우는 교정이 필요하지 않은 경우도 흔히 있다.

✱ 원시로 인한 내사시가 있을 경우에는 시력이나 증상에 관계없이 전교정 해준다.

✱ 나이가 든 사람은 먼 곳의 시력을 교정해주며 안정피로증상이 없으면 현성원시만 교정해주고 안정피로증상이 있으면 전교정 해준다.

건강한 시력을 위한 안경 · 콘텍트렌즈

4. 난시

(1) 난시의 정의

외부에서 들어오는 평행광선이 각막이나 수정체를 통과할 때 굴절하게 되는 데 이 빛이 어느 한 점에 초점을 맺지 못하고 선이나 타원형으로 맺히는 현상을 난시라 한다.

(2) 난시의 종류

① 만곡도에 따른 구분

✽ 직난시 : 수직방향의 각막의 만곡이 더 강하여 수평방향으로 들어오는 광선보다 더 심하게 굴절되는 난시를 말하며 젊은 사람들에게 많다.

✽ 도난시 : 수평방향의 각막의 만곡이 더 강하여 수직방향으로 들어오는 광선보다 더 심하게 굴절되는 난시를 말한다.

✽ 사난시 : 수직이나 수평의 축이 아닌 사축의 난시를 말한다.

② 굴절에 따른 구분

✽ 정난시 : 가장 강한 굴절도의 면과 가장 약한 굴절도의 면이 서로 규칙적으로 직각을 이루는 난시를 말한다.

✽ 부정난시 : 굴절도의 면이 서로 불규칙하여 빛의 굴절이 불규칙하게 굴절하는 난시를 말한다.

③ 초선에 따른 구분

✽ 근시성단난시 : 하나의 초선은 망막에, 다른 하나의 초선은 망막 앞에 초점을 맺는다.

✽ 근시성복난시 : 두 개의 초선 모두 망막 앞에 초점을 맺는다.

✽ 원시성단난시 : 하나의 초선은 망막에, 다른 하나의 초선은 망막 뒤에 초점을 맺는다.

〈그림3-4〉

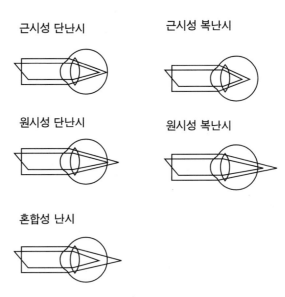

건강한 시력을 위한 안경 · 콘텍트렌즈

✽ 원시성복난시 : 두 개의 초선 모두 망막 뒤에 초점을 맺는다.

✽ 혼합성 난시 : 하나의 초선은 망막 앞에, 다른 하나의 초선은 망막 뒤에 초점을 맺는다.

(3) 난시의 증상

✽ 초점을 어느 한 점에 맺지 못하고 초선을 이루기 때문에 보이는 쪽의 축을 사용하려고 심한 조절을 하게 된다. 그러므로 눈이 쉽게 피로하고 머리가 아프며 눈이 충혈 되기 쉽고 심하면 메스꺼움까지 나타나는 등의 안정피로증상이 나타난다. 특히 이런 증상은 아침보다는

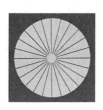

← 난시가 없는 경우/
　모든 선이 고르게 보인다.

↓ 난시가 있는 경우/
　모든 선이 고르게 보이지 않는다.

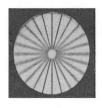 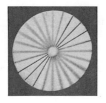

오후에 잘 나타나며 몸 컨디션이 나빠도 잘 나타난다. 이러한 증상은 고도의 난시일 때보다 경도의 난시일 때가 더 심하게 나타나는 경우가 많다. 이것은 고도난시일 경우에는 조절하려는 노력이 저절로 포기되기 때문이며 경도의 난시일 경우에는 똑똑히 보기 위하여 조절하려고 애쓰기 때문이다.

✻ 고도난시일수록 가까운 곳이나 먼 곳 모두 흐리게 보인다. 겹쳐 보이고 기울어져 보이기도 한다.

✻ 사난시일 경우에는 TV나 책을 볼 때 머리를 기울여서 보는 경우가 있다.

(4) 난시의 발생과 진행

✻ 난시는 각막의 곡률반경이 모든 방향에서 일정하지 못하기 때문에 발생한다. 각막은 출생시에는 완전한 구면이지만 4살 정도가 되면 차츰 그 모양이 바뀌게 되며 이때 어느 한쪽 방향의 만곡이 더 강해지면 난시가 된다. 대부분의 난시가 이에 해당한다.

✻ 부정난시는 각막의 혼탁, 원추각막, 백내장 초기에 나타나는 수가 많다. 각막에 외상이나 염증이 있을 때 상처자국으로 인하여 각막의 만곡도가 불규칙하게 울퉁불퉁하므로 나타난다.

✽ 백내장 등 안과적 수술 뒤에 발생되는 경우도 있다.

✽ 나이가 들어가면서 각막이 납작해지는 경향이 있으므로 가벼운 직난시는 없어지기도 한다.

(5) 난시의 교정

✽ 난시의 교정은 원주렌즈를 사용하여 스트럼간격(두 초선 간의 거리)을 없애주는 것이다.

✽ 난시의 교정은 잘 보려고 교정하지만 그보다 안정 피로의 해소에 효과적이어서 경도의 난시라 해도 반드시 교정해 주는 것이 바람직하다.

〈그림 3-5〉

난시상태

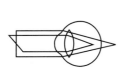

원주렌즈로 교정된 상태

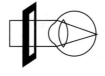

✽ 난시교정용 안경을 처음 착용하는 경우에는 조금 약하게 교정하는 것이 좋다. 처음부터 심한 난시를 완전 교정하면 적응하기 어려운 경우가 발생할 수 있다.

✽ 매우 예민하고 신경질적인 사람은 때에 따라 완전 교정할 수 없는 경우가 있다. 이 또한 적응하기 어려운

경우가 발생할 수 있기 때문이다.

✽ 지금까지 난시가 없었으나 심한 난시가 발견된 경우에는 구면대등방법으로 교정하는 것이 좋다. 구면대등방법이란 원주렌즈의 도수를 줄이고 그 줄인 도수의 절반을 구면렌즈의 도수에 가산해 주는 것을 말한다. 예를 들면 구면렌즈의 도수가 −1.50이고 원주렌즈의 도수가 −2.00일 경우에 원주렌즈의 도수인 −2.00을 −1.00으로 줄이고, 줄어든 −1.00의 절반인 −0.50을 구면렌즈의 도수에 가산하여 −2.00으로 하는 것을 말한다. 이러한 구면대등방법으로 도수를 변경하는 것은 각각의 굴절상태에 따라 다르므로 안과전문의나 안경사의 판단에 따라야만 한다.

✽ 각막 표면이 불규칙하게 울퉁불퉁한 부정난시는 원주렌즈로 교정되지 않으므로 콘텍트렌즈로 교정해야 하며 콘텍트렌즈로도 교정이 되지 않으면 각막이식을 해야 한다.

✽ 고도난시인 경우 고도근시와 마찬가지로 콘텍트렌즈가 효과적이다.

✽ 백내장수술 등 안과적 수술 뒤에 나타나는 난시는 수술 후 2달 정도 지난 다음에 교정을 해줘야 정상교정이 된다.

건강한 시력을 위한 안경 · 콘텍트렌즈

5. 노안

(1) 노안의 정의

우리 눈의 수정체는 가까운 곳을 볼 때는 부풀어져 굴절을 강하게 하고 반대로 멀리 볼 때는 납작해져 굴절을 약하게 하는 조절작용을 한다. 이러한 조절작용이 어릴 때는 잘 되지만, 나이가 많아질수록 수정체가 탄력을 잃고 점점 딱딱해지므로 조절작용이 원활하지 못하여 근거리 장애가 발생한다. 이러한 현상을 노안이라 한다.

(2) 노안의 증상

❋ 책을 읽는 거리가 점차 멀어지며 더 진행되면 읽기가 어렵다.

❋ 낮에 밝은 곳에서는 책을 읽을 수 있으나 밤이나 어두운 곳에서는 읽기가 힘들고 특히 작은 글씨는 읽을 수 없다.

❋ 책을 읽거나 근업을 하면 눈이 피로하고 머리가 아프며 졸음이 오는 경우도 많다.

❋ 책을 읽을 때 처음에는 잘 보이는 듯하나 점차 흐려지기 시작하며 계속 읽기가 어렵다.

❋ 책을 보다가 갑자기 먼 곳을 보면 빨리 초점이 맺혀지지 않고, 반대로 먼 곳을 보고 있다가 책을 보아도

빨리 초점이 맺혀지지 않는다.

✽ 근시인 사람은 안경을 벗고 책을 봐야 더 잘 보인다.

✽ 세밀한 근업을 하다가 실수하는 경우가 자주 생긴다.

(3) 노안의 발생과 진행

✽ 노안의 발생은 앞에서 설명했듯이 수정체의 조절 작용이 감퇴되기 시작하면서 나타난다.

✽ 노안은 각자의 굴절상태에 따라서 원점이나 근점이 다르므로 노안이 나타나는 시기도 다르다. 정시안에서는 근점거리가 25cm보다 멀어지는(조절력 4.0D 이하) 40대 중반에 나타나기 시작하며, 원시안에서는 근점거리가 멀므로 정시안보다 빨리 나타나고 근시안에서는 근점거리가 가까우므로 정시안보다 늦게 나타난다. 고도근시안에서는 조절력이 없어도 원점거리가 가까우므로 노안이 나타나지 않는다. 예를 들면 −4.0D의 근시는 눈앞 25cm에 원점이 있으므로 평생 노안이 나타나지 않는다.

✽ 일반적으로 60세가 넘으면 노인성 원시가 오는 경우가 있으며 이것은 수정체의 노화현상으로 오는 것이다. 그렇기 때문에 경도의 근시안이 노인성 원시가 오면 그만큼 근시도수가 줄어들게 되므로 근시안경이 필요없게 되는 경우도 드물게 볼 수 있다. 70노인이 돋보기

없이 신문을 읽는다며 회춘했다는 이야기를 가끔 들을 수 있는 것도 이 까닭이다.

❋ 중등도 이하의 근시인 사람은 40대 후반이나 50대 정도가 되면 근업이나 독서를 할 때 안경을 벗고 봐야 더 잘 보이는 현상이 생기므로 시력이 좋아졌다고 생각하는 사람도 있으나, 이것은 시력이 좋아진 것이 결코 아니며 먼 곳이 잘 보이지 않는 근시현상은 그대로이다.

(4) 근용측정

❋ 근용측정은 원용과 마찬가지로 사람마다 각각의 차이가 있으므로 정확한 굴절검사가 선행되어야 하며 착용하는 사람의 작업의 거리에 따라 도수가 결정되어야 한다. 즉 사무원, 설계사, 이발사, 컴퓨터작업자, 의사, 교사 등 여러 가지 직업에는 그들의 작업거리에 맞는 도수로 결정되어야 하며 사용 목적에 따라 독서용, 컴퓨터용, 작업용 등 여러 개의 노안경이 필요한 경우도 흔히 있다.

❋ 동공거리는 원용PD에서 2~3mm 안쪽으로 이동하면 근용PD가 된다. 원용측정순서에 따라 측정한 결과를 갖고 근용시표를 이용하여 측정한다.

❋ 눈에 압박감이나 피로감이 나타나지 않도록 하며

근용시력표

5	O	ㄷ

3	ㅁ	⊃	ㅍ	리

2	노	C	ㄹ	도
6	고	O	ㅊ	ㄲ
4	리	O	九	ㅂ
7	도	O	ㄹ	ㄱ

9	모	O	ㅍ	노
5	디	C	ㄷ	ㄷ
2	구	⊃	ㅊ	시
4	ㅅ	ㅇ	ㄹ	ㅣ

7	ㄱ	c	九	디
ㅋ	ㄴ	c	ㅍ	ㄴ

건강한 시력을 위한 안경 · 콘텍트렌즈

근용 시력표

옥수수잎에 빗방울이 나립니다 오늘도 또 하루를
살았습니다
낙엽이 지고 찬바람이 부는 때까지 우리에게
남아있는 날들은 참으로 짧습니다
아침이면 머리맡에 흔적없이 빠진 머리칼이 쌓이듯 생명은
당신의 몸을 우수수 빠져나갑니다

씨앗들도 열매로 크기엔 아직 많은 날을 기다려야 하고 당신과 내가
갈아엎어야 할 저 많은 묵정밭은 그대로 남았는데 논두렁을 덮는 망
촛대와 잡풀가에 넋을놓고 한참을 앉았다 일어섭니다.

마음놓고 큰 약 한번 써보기를 주저하여 남루한 살림의 한구석을 같이 꾸려오는
동안 당신은 벌레 한 마리 함부로 죽일 줄 모르고 악한 얼굴 한 번 짓지 않으려
살려 했습니다.

그러나 당신과 내가 함께 받아들여야 할 남은 하루하루의 하늘은 끝없이 밀려오는 가득한 먹장
구름입니다

처음엔 접시꽃같은 당신을 생각하며 무너지는 담벼락을 껴안은 듯 주체할 수 없는 신열로
떨려왔습니다

그러나 이것이 우리에게 최선의 삶을 살아온 날처럼, 부끄럼없이 살아가야 한다는 마지막 말씀으로 받아들여야 함
을 압니다

우리가 버리지 못했던 보잘것없는 눈물몇과 형목까지도 이제는 스스럼없이 버리고 내아픔의 모두를 더욱 아리고 슬픈 사람에게 줄 수 있는 날들이
밝아진 것을 아파해야 합니다

남은 날은 참으로 벌지만 남겨진 하루하루를 마지막 날인 듯 살 수 있는 길은 우리가 곱고 백은 상처의 가운에

실제보다 크게 보이지 않도록 유의한다.

✻ 너무 밝은 조명 아래에서 측정을 하면 동공이 축소
되어 그에 따른 핀홀효과로 실제보다 낮게 교정될 수 있
다는 점에 유의한다.

✽ 과도하게 폭주(가까운 곳을 볼 때 눈이 안으로 몰리는 현상)를 안 하도록 너무 높게 하지 않도록 유의한다.

✽ 일반적으로 약간 약하게 하는 것이 좋으며 조절력의 1/5은 남겨두고 나머지 부분을 보충해 주는 것이 좋다.

(5) 노안의 교정

✽ 보통 독서거리는 30~40cm정도가 적당하며 이것을 명시거리라고 한다. 이 명시거리가 나이가 들어감에 따라 점점 멀어지기 때문에 볼록렌즈를 사용하여 명시거리를 가까이 당겨줌으로써 교정하는 것이다.

✽ 노안교정에 있어서 중요시 되는 점으로는 작은 글씨를 똑똑하고 자연스럽게 볼 수 있어야 하고 독서나 근업을 충분히 할 수 있도록 장시간 착용할 수 있어야 한다.

✽ 정시안은 감소된 조절력만큼 근용도수로 하면 명시거리가 가까워지므로 똑똑히 볼 수 있다. 조절력 감소는 나이가 들수록 진행되므로 보통 1~2년에 한번씩은 도수의 조정이 필요하다.

✽ 근시안은 감소된 조절력만큼 오목렌즈의 도수에 가입하여 수정한다.

✽ 난시안은 각막의 만곡도가 다르기 때문에 볼록렌즈로는 교정할 수가 없고 원주렌즈로 교정하며, 난시의

연령별 조절력과 근용도수

연령	조절력	근용도수
40세	4.00D	0
45세	3.50D	+0.50D
50세	2.50D	+1.50D
55세	1.50D	+2.50D
60세	1.00D	+3.00D
65세	0.50D	+3.50D
70세	0	+4.00D

※ 정시안에서의 평균 수치이며 굴절 이상이 있는 경우
  에는 그에 따라 수정된다.

※ 명거리를 5cm 멀리 할 때마다 0.50D씩 내린다.

도수와 축은 변화시키지 않고 구면렌즈의 도수만 노안의 정도에 따라 가입수정한다.

(6) 노안경

✽ 노안경은 우리가 흔히 돋보기라고 하며 부족한 조절력을 보충해 주므로 똑똑히 볼 수 있을 뿐만 아니라 눈의 피로를 막아준다. 노안경을 쓰기 싫다고 억지로 가까운 것을 보려고 애쓰기 때문에 안정피로가 오는 것이다. 간혹 노안경을 처음 사용하는 사람 중에는, 특히 여

성의 경우에는 늙지도 않았는데 돋보기를 쓰라고 하느냐며 착용을 기피하는 사람도 있으나 흰머리, 주름살, 노안은 나이가 들면 자연스러운 현상이므로 마음 편하게 받아들여야 할 것이다.

✽ 잘만 보이면 된다고 아무데서나 돋보기를 사서 쓰게 되면 저급렌즈의 문제점 그리고 광학중심과 동공 간 거리가 일치하지 않는 문제점 등으로 수정체의 조절작용에 무리가 가 노안진행을 촉진시킬 수 있으므로, 정확한 측정으로 개개인에 맞춰 사용해야 바람직하다.

✽ 주변에서 노인 분들이 노안경을 코끝에 걸치고 보는 것을 간혹 볼 수 있다. 이렇게 하는 것은 가까이 볼 때는 노안경을 통해서 보고 멀리 볼 때는 안경너머로 보게 되는 것인데, 이것은 이중초점렌즈와 비슷한 원리로 멀리 볼 때 어지럽지 않는 등의 여러 가지 편리함 때문에 그렇게 하는 것이다.

✽ 노안이 발생되면 현재로서는 노안경 외에 다른 방법이 없다. 지난해 독일에서 각막상피연마술인 ASA80 수술이 성공적으로 이루어져 노안수술이 보급초기에 들어갔다는 논문을 접한 바가 있으며, 금년부터는 국내에서도 시행되기 시작하였다는 발표를 접하기도 했는데 정시와 근시에서의 노안수술은 만족도가 다소 떨어지는

것으로 알려져 있고 원시에서의 노안수술은 만족도가 높은 것으로 알려져 있다. ASA80 노안수술의 원리는 각막중심부를 볼록렌즈 형태로 만들어서 가까이 볼 때 활용하고 각막주변부는 오목렌즈 형태로 만들어서 먼 곳을 볼 때 활용하도록 하여 원·근용 안경 모두 착용한 것과 같도록 만들어 주는 것이다. 앞으로 노안에서 해방되는 획기적인 일이 이루어지길 기대해 본다.

✱ 노안경에 사용되는 렌즈는 근용 전용의 단초점렌즈, 원근용에 사용되는 이중초점렌즈, 원·중간·근용에 사용되는 삼중초점렌즈, 원거리에서 근거리까지 모두 사용되는 누진다초점렌즈가 있는데, 다음 장 렌즈편에서 상세히 설명하겠다.

6. 부동시

(1) 부동시의 정의
부동시란 두 눈의 굴절이상이 각각 다른 상태를 말하며 부동시로 인하여 망막에 맺히는 물체의 상의 크기에 차이가 나게 되는 것을 망막부동상이라 한다.

(2) 부동시의 종류
한 눈은 정시이고 다른 눈은 원시이거나 근시 또는 난

시인 경우와, 한 눈은 근시이고 다른 눈은 원시 또는 난시인 경우와 같이 두 눈의 굴절이상의 종류가 다른 것이 있으며, 두 눈의 굴절이상의 종류는 같은데 그 굴절이상의 도수가 다른 것이 있다.

(3) 부동시의 증상

✽ 양안의 굴절이상의 차이가 크지 않으면 즉 2.0D 이하의 차이에서는 양안단일시(두 눈에서 각각 들어오는 물체의 상을 하나의 물체로 융합해서 보는 것)는 쉽게 이루어진다.

✽ 양안의 굴절이상의 차이가 큰 경우 즉 2.0D 이상의 차이에서는 적응현상이 일어난다. 적응현상이라는 것은 한쪽 눈으로는 먼 곳을 보고 다른 쪽 눈으로는 가까운 곳을 보는데 사용되므로 양안을 교대로 쓰게 되는 것을 말하며, 이 같은 적응현상은 한쪽 눈은 원시이고 다른 쪽 눈은 근시일 때 쉽게 일어난다.

✽ 한쪽 눈은 정시이고 다른 쪽 눈은 굴절이상이어서 그 차이가 클 경우에는 한쪽 눈이 정시이기 때문에 일상생활에 큰 불편이 없다하여 교정안경을 착용하지 않는 경우가 있으나, 이런 경우에는 정시안만 사용하게 되고 나쁜 쪽 눈은 사용하지 않게 되는 억제현상이 일어난다. 이러한 억제현상이 오랫동안 계속되면 기능적으로 시력이 감퇴되어 부동시성약시나 사시현상이 일어날 수 있

건강한 시력을 위한 안경 · 콘텍트렌즈

고 시력회복이 어렵게 된다. 즉 기계도 사용하지 않으면 녹이 슬듯이 반드시 교정을 하여 양안을 함께 사용하도록 해야 한다.

✻ 부동시는 망막에 맺히는 물체의 상에도 크기의 차이가 나므로 공간에 대한 판단장애가 일어나며 시력장애, 피로, 두통, 상이 겹치거나 휘어져 보이는 증세가 나타난다. 특히 건축업자, 실내인테리어, 엔지니어, 예술가 등의 직업을 가진 사람들이 이러한 증세로 불편을 호소하는 경우가 많다

(4) 부동시의 교정

✻ 부동시는 주로 선천적인 경우가 많으며 조기에 발견하여 조기에 교정을 해줘야 한다. 특히 초등학교 취학전에 발견하는 것이 중요하며 어린이의 경우, 한쪽 눈만 나쁠 경우에는 모르고 지내는 경우가 많아 교정시기를 놓치는 경우가 흔히 있으므로 유의해야 한다.

✻ 12세 이하에서는 완전교정을 해주며 성인의 경우에는 2.0~4.0D의 차이에서는 완전교정을 해준다. 이러한 양안의 도수 차이로 오는 여러 가지 안정피로, 즉 어지럽다든지 머리가 아프다든지 하는 현상이 있을지라도 보통 2~3주 지나면 적응이 되므로 인내하며 교정안경을 착용하는 노력이 필요하다. 그러나 신경이 매우 예민

한 사람은 적응하기가 힘들므로 좀 약하게 교정한 다음 단계별로 교정해나가는 것도 하나의 좋은 방법이 될 것이다.

✽ 양안의 차이가 심한 경우에는 콘텍트렌즈가 효과적이다. 이것은 안경에서 나타나는 프리즘작용이 거의 없고 두 눈의 망막에 맺히는 물체의 상의 크기 차이가 적어지기 때문이다.

7. 사시

(1) 사시의 정의

어느 물체를 주시할 때 한쪽 눈은 물체를 향하고 다른 쪽 눈은 다른 곳으로 돌아가 항상 편위된 상태를 사시라 하는데, 흔히 사팔이라고도 한다.

(2) 사시의 종류

① 편위상태에 따른 구분.

✽ 현성사시 : 일반적인 사시를 말하며 양안시가 되지 않는다.

✽ 잠복성사시 : 어느 물체를 주시할 때는 편위가 되지 않으며, 주시하는 것을 중단하면 한쪽 눈의 시선이 돌아가 편위되는 눈을 말한다. 일반적으로 사위라고 하

건강한 시력을 위한 안경·콘텍트렌즈

〈그림 3-6〉

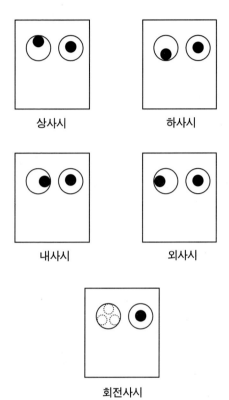

상사시　　　　　　하사시

내사시　　　　　　외사시

회전사시

며 양안시는 가능하다.

② 편위된 안구에 따른 구분

✽ 단안사시 : 한쪽 눈만 고정되어 편위되는 눈

✽ 교대성사시 : 양쪽 눈이 교대로 편위되는 눈

③ 편위 방향에 따른 구분

✱ 내사시 : 안쪽(코 방향)으로 편위되는 눈.

✱ 외사시 : 바깥쪽(귀 방향)으로 편위되는 눈.

✱ 상사시 : 위쪽(이마 방향)으로 편위되는 눈.

✱ 하사시 : 아래쪽(턱 방향)으로 편위되는 눈.

✱ 회전사시 : 고정된 방향 없이 돌아가며 편위되는 눈.

(3) 사시의 발생

사시의 발생은 유전성에 의한 것도 일부 있으나 한쪽 눈의 시력이 매우 나쁜 경우에 그 눈이 저절로 사시가 되는 경우가 많은데 이것은 양안단일시가 안되기 때문이다. 안근에 병변이 있거나 안근에 연결된 신경의 마비에 의한 발생도 드물게 있다. 내사시는 조절에 비해 폭주(가까이 있는 물체를 볼 때 눈이 안쪽으로 몰리는 현상)가 심하게 필요한 고도원시에서 많이 발생하고, 외사시는 조절에 비해 폭주가 그다지 필요하지 않은 고도근시에서 많이 발생한다.

(4) 사시의 증상

양안으로 한 물체를 주시할 때 망막에 맺힌 물체의 상은 대뇌로 전해져 하나의 상으로 합쳐져서 지각하게 된다. 정상안에서는 양안에 맺히는 물체의 상이 각각 대응

점에 맺히므로 물체가 하나로 보이지만, 이에 반하여 사시는 대응점이 아닌 곳에 상이 맺히게 되므로 양안단일시가 되지 않아 물체가 둘로 보이는 복시가 나타난다. 또한 안구의 편위 때문에 외관상 좋지 않아 성장기 아이들에게 정서적인 문제도 일으킬 수 있다

(5) 사시의 교정

✽ 3~4살 때 사시가 발생하여 굴절이상이 있는 경우에는 조절마비제를 점안한 후 굴절검사를 하고 완전교정을 해주면 사시가 감소되거나 없어질 수 있는데 적어도 두 달 이상은 지켜봐야 알 수 있다.

✽ 편위된 눈은 사용하지 않기 때문에 시력저하가 매우 큰 경우가 많으며 이때에는 정상안을 가려주어 편위된 눈을 사용하게 하는 차안법을 시행한다.

❖ 차안법 ❖

차안법은 좋은 쪽 눈을 안대로 가려주어 나쁜 쪽 눈을 강제로 사용하도록 만들어 주는 것이다. 아주 어릴 경우에는 안대로 가려주면 자꾸 뜯어내려 하므로 안대 대신 아트로핀 같은 조절마비제를 점안하여 눈의 조절작용을 정지시키는 방법도 사용된다. 이렇게 해서 0.4정도까지 회복되면 안대를 뜯어내고 안경렌즈에 무색 메니큐어를 두세 겹 칠해서 불투명하게

만들어 끼워서 0.9정도 나올 때까지 계속한다.

1~3세의 어린아이는 이러한 차안법이 좋은 효과를 나타내는데 만일 2개월이 지나도 효과가 없으면 차안법의 시행은 중단한다.

4~6세의 어린아이는 시력이 회복되려면 훨씬 많은 기간이 필요하며 3개월이 지나도 효과가 없으면 역시 차안법의 시행은 중단한다.

시력이 회복되었을 때에는 눈가리개를 떼어내는 것은 시간을 줄이면서 차츰 떼어내야 한다. 갑자기 떼어낼 경우에 다시 재발하기 쉽고 양안단일시를 얻지 못한다.

이러한 차안법은 안과 전문의의 지시에 따라해야 하며 양안시 기능이 완성되는 6살까지는 완료되어야 하고 만약 그 시기를 놓치면 양안단일시가 불가능해진다. 따라서 조기발견, 조기치료가 가장 중요하다는 것을 명심해야 한다.

✳ 교정법이나 차안법 등의 비수술요법으로 치료가 되지 않을 경우에는 안근을 수술하는 수술요법을 시행하여야 한다. 수술요법은 안구위치를 정상으로 만들 수는 있으나 6살 이후에는 시력회복이 어려우며 12살 이후에는 양안시 기능회복이 거의 불가능하다

건강한 시력을 위한 안경 · 콘텍트렌즈

8. 무수정체시

(1) 무수정체시의 정의

무수정체시란 눈 속에 수정체가 없는 상태의 눈을 말한다.

(2) 무수정체의 발생

대부분은 수정체 혼탁으로 인한 백내장으로 수정체 적출수술을 했을 때 발생하며, 간혹 외상으로 인하여 수정체가 흡수되어 없어지거나 수정체에 연결되어 있는 근육이 끊어져서 수정체가 제 위치를 벗어나 작용을 못하는 변위상태로 발생된다.

(3) 무수정체의 증상

✱ 수정체는 약 20.0D의 굴절력을 갖고 있으며 이것이 없으면 조절기능이 모두 상실되기 때문에 일상생활에 적응하는 데 많은 고통과 혼란을 겪게 된다.

✱ 보통 10.0D 이상의 고도볼록렌즈로 교정해야 하므로 물체의 크기가 최소 33%정도 확대되어 보인다. 렌즈 주변부로 볼 때는 심한 프리즘작용으로 물체가 휘어지고 흐릿하게 보이므로 머리 전체를 돌려서 보는 것이 습관화되어야 한다. 이런 현상들 때문에 물컵을 엎지르거나 문에 머리를 부딪치거나 계단을 오르내릴 때

거리감이 맞지 않아 자주 넘어지는 등의 많은 혼란을 겪게 된다.

✽ 렌즈 주변부로 중간거리를 볼 때 시야에서 보이지 않는 암점이 생겨 당황할 수 있으므로 특히 보행시 교통사고 위험에 유의해야 한다. 이러한 현상을 잭인더박스현상이라고 하며 우리가 운전할 때 사이드미러에서 안 보이는 사각지대를 생각하면 이해가 쉬울 것이다.

✽ 한쪽 눈만 무수정체시가 되었을 경우에는 망막상의 크기가 33%정도 차이가 나기 때문에 복시(물체가 둘로 보이는 것)와 안정피로 때문에 고통스럽다.

✽ 황색필터 역할을 했던 수정체가 없으므로 청시증을 호소하는 경우도 있다.

(4) 무수정체시의 교정

✽ 백내장 수술 후의 무수정체시는 인공수정체를 삽입하거나 콘텍트렌즈로 교정하면 망막상의 크기가 7%정도로 축소되므로 여러 가지 장애증상이 축소되어 좋으며 수년 전부터는 인공수정체 삽입이 보편화 되고 있다.

✽ 안경에 의한 교정은 고도의 볼록렌즈로 교정해야 하므로 눈이 크게 보이는 우안(소눈)현상이 생기므로 외관상으로도 좋지가 않다. 또한 태양을 직접 바라보면 순간적으로 각막화상의 위험이 크다. 프리즘작용이 심하

건강한 시력을 위한 안경·콘텍트렌즈

게 나타나므로 오차가 허용되지 않는 정확한 조제가공
이 되어야 하고 세심한 횟팅이 뒤따라야 한다. 또한 안
경렌즈가 흔들림 없이 정위치에 있어야 하므로 안경테
의 선택에도 유의해야 한다.

〈그림 3-7〉

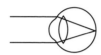

정시의 수정체
광선이 잘 굴절되어
망막에 초점을 맺는다.

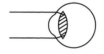

혼탁한 수정체
광선이 수정체를 통과하지 못하여
초점을 맺지 못한다.

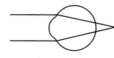

무수정체시
심한 원시 상태가 되어
망막 뒤에 초점을 맺는다.

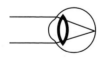

인공수정체 삽입교정
광선이 인공수정체를 통과하여
망막에 초점을 맺는다.

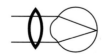

볼록렌즈 교정
광선이 볼록렌즈를 통과하여
망막에 초점을 맺는다.

9. 약시

(1) 약시의 정의

약시는 시로 즉 각막, 전방, 수정체, 초자체, 망막, 시신경, 대뇌에 아무런 기질적인 질병이 없는 데도 불구하고 정상시력이 나오지 않는 눈을 말한다.

약시는 안경이나 콘텍트렌즈로도 교정이 되지 않으며 교정시력이 0.04 이상, 0.3 이하의 시력을 약시라 한다.

(2) 약시의 발생

약시의 발생은 생후 1년 이내에 50%가 발생하고 생후 2년 이내에 80%가 발생하는 것으로 알려져 있다. 주원인으로는 선천이상, 외상, 녹내장, 소안구증, 망막변성, 시신경위축, 적색맹, 각막혼탁 등이 있다.

(3) 약시의 교정

✽ 약시 치료에서 가장 중요한 것은 조기발견과 조기치료이다. 약시 치료방법으로는 차안법이 주로 쓰이며 차안법은 늦어도 6살까지는 완성되어야 하고 그 시기를 놓치면 영원히 양안시를 못하게 된다. 따라서 조기발견, 조기치료가 가장 중요하다는 것은 다시 강조해도 지나치지 않다.(차안법은 사시교정편 참조)

✽ 약시안경으로는 망원렌즈의 원리를 이용한 특수약
시안경이 있으며 안경형, 책상형, 손잡이형 등이 있다.
약시안경은 원거리 물체를 확대해서 보는 것은 가능하
지만, 시야가 좁고 거리감이 상실되며 측면 물체의 움직
임이 확대되어 보여서 장시간 착용할 수 없다. 특히 보
행용으로는 착용할 수 없고 주로 독서나 TV시청용으로
사용하고 있다.

✽ 약시는 양안시력이 0.3 이하이기 때문에 정상교육
이 어려우므로 맹학교에 설치된 약시반에서 약시교육을
받아야 한다.

✽ 맹은 보통 0.04 이하의 시력(좁은 의미로는 교정시력이
0인 경우)을 말하며 시각을 이용한 교육이 전혀 되지 않
으므로 촉각을 이용한 점자교육 즉 맹아교육을 받아야
한다.

안경은 안경테와 렌즈가 하나로 합쳐져 조제, 가공된 것이다.

제 4 장

안경테와 렌즈

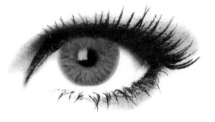

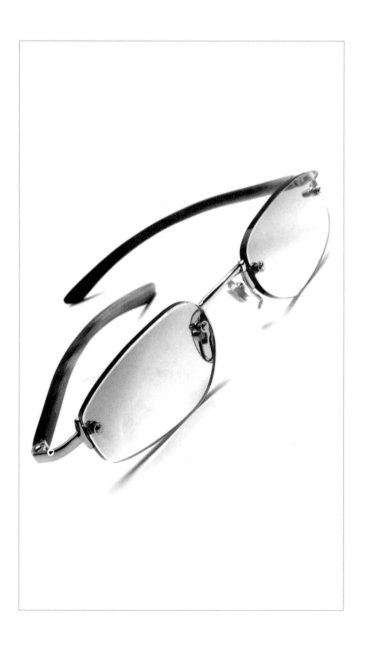

안경이라 함은 안경테와 렌즈가 하나로 합쳐져 조제, 가공된 것을 말한다. 안경은 시력보정용 기구이자 의료용구로서의 광학적 기능과 패션적 기능을 동시에 가지고 있다. 하지만 패션적으로 아무리 마음에 든다고 하여도 광학적 기능을 다 할 수 없으면 안경으로서의 가치가 없게 된다. 따라서 안경으로서의 광학적 기능과 패션적 기능을 동시에 발휘하기 위해서는 테와 렌즈의 바른 선택이 매우 중요하다.

1. 안경테

(1) 테(Frame)의 명칭과 규격

① 명칭

✽ 프레임(Frame) : 안경의 몸통과 다리, 부품까지 포함된 안경테.

✽ 프론트(Front) : 안경의 몸통.

✽ 브릿지(Bridge) : 좌우 렌즈림을 연결해주는 테의 중앙 부분.

✽ 림(Rim) : 렌즈를 고정시켜주는 안경테의 몸.

✽ 글로브(Groove) : 렌즈를 고정시켜주기 위하여 림의 내부에 파여진 홈.

✽ 힌지(Hinge) : 안경의 몸통과 다리를 연결해 주는

〈그림 4-1〉 테(Frame)의 명칭과 규격

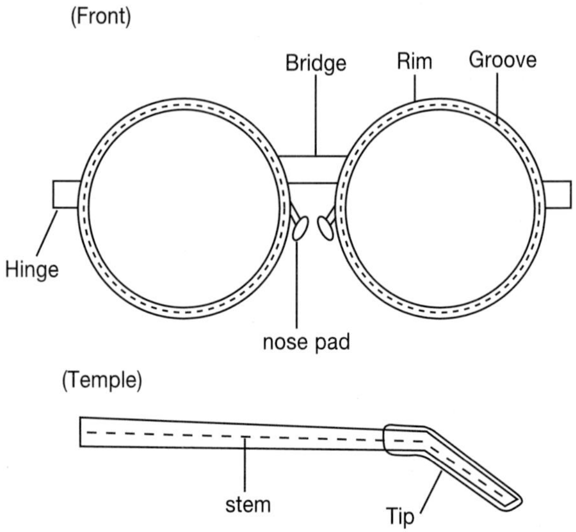
(Front)
Bridge
Rim
Groove
Hinge
nose pad
(Temple)
stem
Tip

부분.

✽ 노스 페드(Nose pad) : 코에 닿는 코 받침대.

✽ 템플(Temple) : 안경의 다리.

✽ 스팀(Stem) : 안경다리 속에 삽입된 금속선.

✽ 팁(Tip) : 안경다리의 귀에 걸리는 부분.

✽ 스크류(Screw) : 안경 나사.

② 규격

안경테의 다리 안쪽 부분을 보면 한쪽 다리에는 제품

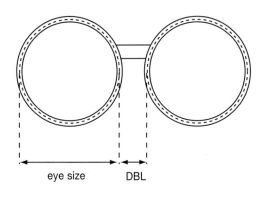

〈그림 4-2〉

eye size   DBL

명이 새겨져 있고 다른 한쪽 다리에는 보통 □의 마크가
새겨져 있다. □으로 표기한 것은 국제적으로 가장 많이
통용되고 있는 복싱시스템에 의한 표기법으로 예를 들
어 52□18.140으로 표시되어 있으면, 한쪽 림의 귀쪽
글로브로부터 코쪽 글로브까지(eye size)가 52mm, 좌
우 렌즈 글로브 간의 거리(DBL)가18mm, 다리
(Temple) 길이가 140mm라는 뜻이다. 글로브의 깊이
는 0.5mm로 규격화 되어 있다.

2) 테의 종류 및 특성

① 플라스틱 테

✽ 셀룰로이드 : 복원성이 크므로 렌즈를 크게 하면

왜곡현상이 나타날 수 있다. 충격성이 우수하다. 자외선에 변색된다.

✽ 아세테이트 : 복원성이 적으므로 렌즈를 약간 크게 해야 빠지지 않는다. 다소 가벼우며 충격성에 약하다. 자외선에 의한 변색은 거의 없으나 밀폐된 공간에 장기간 보관하면 착산에 의해 변색하기 쉽다. 아세테이트 테와 셀룰로이드 테를 접해두면 아세테이트 테가 셀룰로이드 테를 침식하여 화학변화를 일으킨다.

✽ 에폭시 수지 : 셀룰로이드보다 30%정도 가벼워 착용감이 좋다. 색상이 다양하고 아름답고 변색되지 않아 가장 많이 사용되고 있으며 흔히 옵틸이라고 한다.

✽ 폴리 플랙스 : 가볍고 탄력성이 커서 잘 부러지지 않는다.

✽ 티알 플랙스 : 가볍고 탄력성이 커서 주로 금속 안경테의 다리부분으로 사용되고 있다.

② 금속테

✽ 금 : 순금은 K24로 표기하며 신축성이 풍부하나 연하고 무거워서 안경테로는 K18, K14, K12, K10 등이 많이 사용되고 있다. 순금은 24/24로 표시하며 K18은 18/24로 표시하는 데, 백분율로 표시하면 75%의 순금에 25%의 구리, 은 등이 첨가된다는 뜻이다. 첨가물

질의 비율에 따라 색상, 강도, 신축성 등이 달라진다.

✱ 금장과 금도금 : 금장은 GF로 표기하며 금도금은 EP로 표기한다. 금장은 엷게 할수록, 금도금은 두껍게 할수록 고도의 기술을 요한다. 금장은 금과 대금을 열과 압력에 의하여 접합시켜 압연의 방법으로 만들고, 금도금은 전해도금액에 대금을 침전시켜 전기적으로 금의 미립자를 표면에 부착시키는 방법으로 만든다. 금장의 두께는 10마이크론 이상이며 금도금의 두께는 1마이크론 이하이다. 금장의 대금으로는 양백, 모넬, 스테인리스가 주로 사용된다.

✱ 도금 : 도금의 종류는 금도금, 니켈도금, 로디움도금, 크롬도금 등이 있다. 도금의 대금으로는 동, 신쥬, 양백, 알루미늄 등이 있다. 도금은 기공성이므로 마모성이며 내산성이 없고 내구성도 없다.

✱ 플라티늄 : 너무 무르기 때문에 이리디움의 합금으로 사용된다.

✱ 산플라티늄 : 니켈과 크롬의 합금으로 단단하고 광택, 내산성, 변색 등에 강하여 치과 재료로도 많이 사용된다.

✱ 하이니켈 : 니켈, 크롬, 동의 합금으로 단단하며 첨가물에 따라 특징이 다르며 많이 사용되고 있다.

✱ 스테인리스 : 탄력성이 좋고 단단하여 많이 사용
된다.

✱ 양백 : 니켈과 아연을 함유한 동합금으로 금장이나
도금의 대금으로 많이 사용된다.

✱ 모넬 : 크롬, 철, 니켈의 합금으로 단단하며 많이
사용되고 있다.

✱ 티타늄 : 무게가 가볍고 내산성, 내구성에 강하며
알레르기를 일으키지 않으며 고급테의 소재로 많이 사
용되고 있다.

✱ 기타 : 형상합금, 양은, 알루미늄 등이 있다

③ 콤비네이션 테

몸통은 플라스틱이고 다리는 금속인 것과 반대로 몸
통은 금속이고 다리는 플라스틱인 것이 있다. 또한 몸통
이나 다리에 여러 가지 액세서리가 접합되어 있는 것도
있다.

④ 무테와 반무테

무테와 반무테 모두 플라스틱 또는 금속 그리고 콤비
네이션 테가 있다. 반무테는 주로 낚싯줄로 몸통의 하단
부를 고정시키는 것과 무테처럼 나사로 고정시키는 것
이 있다. 무테는 테의 형상을 원하는 모양으로 자유롭게
가공할 수 있으며 가볍고 착용감이 좋아 많이 사용하고

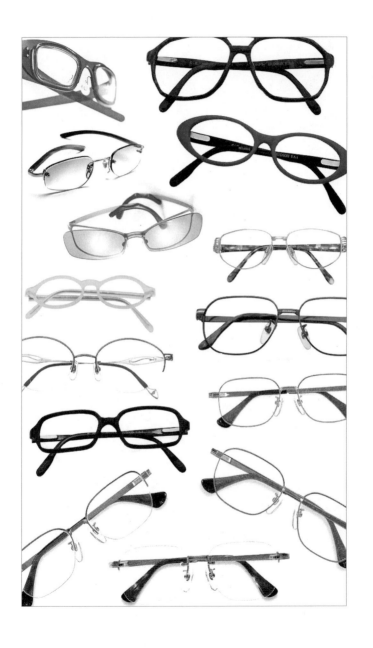

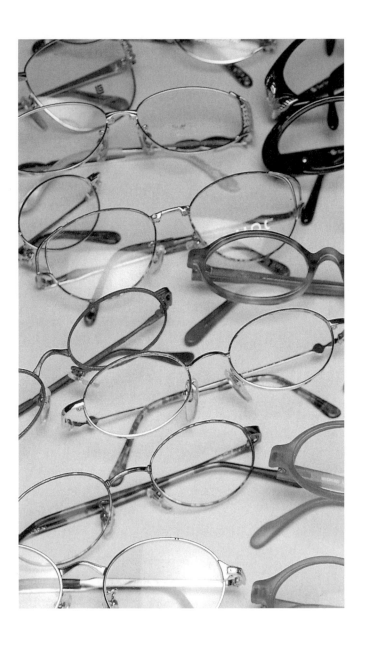

있다. 그러나 충격성에 약하며 나사로 고정되어있으므로 나사풀림이 흔히 일어날 수 있으며 나사로 인하여 안구 및 안면에 상처를 입을 수 있으니 유의해야 한다.

⑤ 구갑테

구갑테는 바다거북의 가죽을 건조하여 만든 것을 말하며 적도 근처에 사는 다이마이라는 거북의 가죽이 주로 사용된다. 구갑테는 천연동물이기 때문에 사철 온도에 잘 적응되나 벌레가 끼기 쉬우므로 방충제를 사용하여 보관해야 한다. 또 습도가 10% 이하이면 구열이 생기기 쉬우므로 습도조절에 유의해야 하고 직사광선을 피해야 한다.

(3) 테 선택 방법

① 테 선택 조건

✽ 광학적 기능을 충분히 발휘할 수 있도록 안경렌즈를 조제, 가공할 수 있어야 한다.

길거리나 홈쇼핑 등에서 안경테나 선글라스를 구입하는 예도 많은데, 이러한 제품들은 도수용선글라스나 안경렌즈를 맞추려다가 맞출 수 없는 경우도 있고 억지로 맞추어 착용한다할지라도 여러 가지 안정피로의 발생으로 착용할 수 없는 경우도 있으며, 비용이 아깝다고 억지로 착용하다가 오히려 눈에 악영향을 끼친 경우도 주변에서 드물게 볼 수 있다.

✽ 장기간 착용해도 불편함이 없이 눈앞 바른 위치에 유지될 수 있어야 한다.

✽ 가볍고 튼튼하며 테 표면이 매끄러워야 한다.

✽ 코가 낮은 사람은 코 받침이 있는 테를 선택해야 한다.

✽ 금속 알레르기가 있는 사람은 얼굴에 접촉되는 다리 부분이 플라스틱으로 되어있는 테를 선택해야 한다.

✽ 미적으로 만족할 만한 디자인으로 얼굴형과 잘 맞는 테를 선택해야 한다.

② 얼굴형에 맞는 안경테 선택법

✽ 얼굴형에 맞는 안경테는 기본적으로 둥근 얼굴에는 각진 안경테를, 각진 얼굴에는 둥근 안경테를, 작은 얼굴에는 작은 안경테를, 큰 얼굴에는 큰 안경테를 선택해야 자신의 단점을 커버할 수 있다. 계란형 얼굴은 어느 형태이든 대체로 잘 어울린다. 미간이 좁은 얼굴은 브릿지(좌우렌즈를 연결해주는 중앙부분)가 짧은 테를, 미간이 넓은 얼굴은 브릿지가 긴 테를 선택하는 것이 좋으며 코가 긴 얼굴은 코에 낮게 드리워진 노스페드(코 받침대)의 테를, 코가 짧은 얼굴은 코에 높게 드리워진 노스패

〈그림 4-3〉

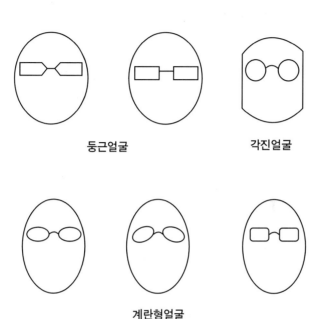

둥근얼굴   각진얼굴

계란형얼굴

드의 테를 선택하는 것이 좋고, 숱이 많은 눈썹의 얼굴
은 가늘고 옅은색의 테를, 숱이 적은 눈썹의 얼굴은 두
텁고 짙은색의 테를 선택하는 것이 좋다.

  ✽ 얼굴색이 누런 사람이 금색 테를 착용하면 더 누렇
게 보이므로 금색 테를 피하고, 흰 사람은 은색 테를 피
하며, 검은 사람은 검은색 테를 피하는 것이 좋다.

  ✽ 여성의 경우 화장을 할 때 색조화장을 짙게 해주는

것이 입체감을 줄 수 있어 좋으며 특히 아이새도우의 색상을 짙게 해주면 눈매를 더욱 선명하게 나타낼 수 있다. 눈 주위는 안경테가 얼굴에 그늘을 만들어 주므로 밝은색의 파운데이션을 사용하는 것이 좋다. 눈썹은 약간 짙은색으로 자연스럽게 그리는 것이 좋다. 이와 같이 안경을 착용할 때 화장에 조금만 신경을 쓰면 자신을 더욱 돋보이게 연출할 수 있다.

✻ 의상에 따라서 또는 머리 스타일이나 화장, 날씨, 계절에 따라서 연출하는 것도 좋다. 그러나 무엇보다도 정말 중요한 것은 광학적 기능이 충분히 발휘될 수 있어야 한다는 것이며 이것만큼은 잊지 않아야 한다는 것을 다시 한번 강조한다.

2. 안경렌즈

(1) 안경렌즈의 종류

안경렌즈는 비약적인 발전을 거듭해오면서 각종 기능성 렌즈 즉 전자파차단, 자외선차단, 정전기방지, 김서림방지, 항균, 원적외선방사렌즈 등이 다양하게 출시되고 있다. 렌즈를 재질, 형태, 굴절률,102 기능에 따라 구분하면 다음과 같다.

① 재질에 따른 구분

유리렌즈, 플라스틱렌즈.

② 형상에 따른 구분

양볼록렌즈, 양오목렌즈, 볼록미니스커스렌즈, 오목미니스커스렌즈, 평볼록렌즈, 평오목렌즈.

③ 형태에 따른 구분

구면렌즈, 비구면렌즈, 이중초점렌즈, 삼중초점렌즈, 누진다초점렌즈.

④ 굴절률에 따른 구분

일반렌즈, 중굴절렌즈, 고굴절렌즈, 초고굴절렌즈.

⑤ 기능에 따른 구분

착색렌즈, 감광렌즈, 코팅렌즈, 편광렌즈, 강화렌즈, 프리즘렌즈, 무수정체시렌즈, 약시렌즈.

(2) 안경렌즈의 특성

① 유리렌즈

안경렌즈로는 크라운글라스와 플린트글라스가 주로 사용되고 있다. 주성분은 규사나 규석이며 여기에 포함되어있는 미량의 산화철 때문에 잘 깨지는 단점이 있으며 무게가 무겁다. 그러나 흠집이 잘 나지 않는 장점이 있으며 고굴절렌즈에 사용되는 플린트글라스는 두께는 얇으나 색수차가 나타나는 단점이 있다.

② 플라스틱렌즈

탄소화합물인 CR-39렌즈가 주로 사용되고 있다. 주성분은 메타크리레이트나 바이닐이며 화학적으로 안전하고 독소가 없다. 또한 어떠한 색이든 자유롭게 착색이 가능하고 무게가 가벼워 착용감이 좋으며 충격에도 잘 깨지지 않아 시력보정용 및 고급 선글라스에 가장 많이 사용되고 있다. 단점으로는 온도에 따라 약간의 신축이 있으며 착색렌즈의 경우에는 자외선에 탈색되는 경우도 있다. 또 재질이 연질이어서 흠집이 잘 나고 유리렌즈에 비하여 두께가 두꺼운 단점이 있으나 최근에는 이러한 단점들이 상당부분 보완된 제품들이 사용되고 있다. 저가 선글라스나 기성품 돋보기에 주로 사용되는 것은

〈그림 4-4〉

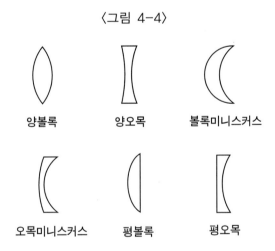

양볼록   양오목   볼록미니스커스

오목미니스커스   평볼록   평오목

건강한 시력을 위한 안경 · 콘텍트렌즈

DC렌즈이며 이것은 자외선이나 열에 의하여 렌즈가 균열이 되고 탁하여 장시간 사용시 안정피로를 일으키는 경우가 많다.

③ 양볼록, 양오목, 볼록미니스커스, 오목미니스커스, 평볼록, 평오목렌즈 중에서 안경렌즈로는 주로 볼록미니스커스렌즈와 오목미니스커스렌즈가 사용되고 있다.

④ 구면렌즈

일반적으로 많이 사용되고 있으며 렌즈의 중심부와 주변부의 만곡도 차이로 인한 구면수차가 발생되어 물체의 상이 렌즈 주변부로 갈수록 왜곡되어 보인다.

⑤ 비구면렌즈

구면수차를 줄이기 위하여 렌즈의 한 면을 비구면으로 만든 것으로 상의 왜곡현상이 상당부분 제거된다.

⑥ 이중초점렌즈

✽ 이중초점렌즈란 하나의 렌즈에 원용부와 근용부의 두 개의 굴절력이 있는 렌즈를 말하며 원용부는 위쪽에, 근용부는 아래쪽에 위치한다.

✽ 근업이나 독서를 할 때 머리는 10~30° 정도 굽히게 되고 시선은 15~30° 정도 아래를 향하게 되며, 안구는 안쪽을 향하게 되므로 원방시점보다 약 8mm정도 하방 그리고 2~3mm 안쪽에 위치한 근방시점에 시선이 통과하

게 된다. 따라서 일반적인 근용부의 높이는 하안검연 정도
가 적당하나 사용자의 직업, 습관, 사용 목적을 참고하여
높이와 형태를 결정해야 한다. 근용부의 형태로는 여러 가
지가 있으나 주로 쓰이는 형태로는 다음 그림과 같다.

✳ 멀리나 가까이 모두 똑똑히 볼 수 있는 것이 장점이
지만 원용부에서 근용부로 시선이 변경될 때 상의 점프현
상이 나타나며, 원용부와 근용부의 경계선 때문에 외관상
나이가 들어 보이는 단점이 있다. 처음 착용했을 때 보행

〈그림 4-5〉

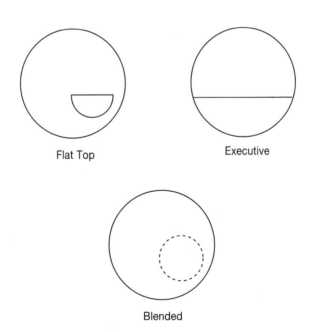

Flat Top

Executive

Blended

건강한 시력을 위한 안경 · 콘텍트렌즈

시에 시선이 아래로 향할 경우 거리감이 다르고 어지러움 등이 나타나서 불편을 느끼지만 대부분 적응된다.

⑦ 삼중초점렌즈

삼중초점렌즈란 하나의 렌즈에 원용부, 중간거리용부, 근용부 등 세 개의 굴절력이 있는 렌즈를 말하며 시야가 좁기 때문에 적응하기에 상당한 노력이 필요하다. 현재는 거의 사용하지 않고 있다.

〈그림 4-6〉

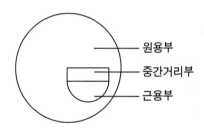

원용부
중간거리부
근용부

⑧ 누진다초점렌즈

✱ 누진다초점렌즈란 렌즈의 굴절력이 아래로 갈수록 +의 굴절력으로 점점 강해지는 렌즈를 말하며 멀리부터 가까이까지 모든 거리를 안경하나로 똑똑히 볼 수 있도록 설계되어 있다.

✱ 원용부, 누진부, 근용부 모두 경계선이 없으므로 상의 점프현상이 없을 뿐만 아니라 외관상 노인의 표시

가 나지 않아 미적으로도 만족할 수 있다.

✱ 시선이 통과하는 렌즈의 위치에 따라 선명도에 차이가 나므로 보고자하는 물체의 거리와 시선의 위치가 일치해야 한다. 광학적으로 누진대가 좁으므로 측면을 통해 보면 선명하지 않으므로 시선과 머리를 함께 움직이는 것이 좋으며 어지러움이 나타나므로 이에 숙달이 되려면 상당한 시일을 필요로 하게 된다. 그러므로 일정 기간이 지나 숙달이 되기까지는 운전이나 운동 그리고 계단을 오르내릴 때 조심하는 것이 좋다.

〈그림 4-7〉

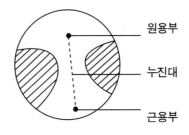

간혹 예민한 사람 중에 숙달이 안 되어 착용에 힘들어하는 경우를 볼 수 있으므로 정확한 측정과 정밀한 조제 가공 그리고 사용하는 사람의 숙달노력이 반드시 필요하다. 노령화 인구의 증가로 전에는 이중초점렌즈가 많

건강한 시력을 위한 안경 · 콘텍트렌즈

이 사용되었으나 이제는 누진다초점렌즈의 사용이 점점
보편화 되어가고 있다.

⑨ 일반렌즈, 중굴절렌즈, 고굴절렌즈, 초고굴절렌즈

렌즈별 무게, 두께, 굴절률 비교

종류	무게(g)	두께(mm)	굴절률
일반렌즈	6.8~7.8	4.5~4.9	1.50
중굴절 렌즈	5.5~6.0	3.8~4.0	1.55~1.56
고굴절렌즈	5.0~5.2	3.3~3.4	1.60~1.61
초고굴절렌즈	4.6~4.9	2.9~3.1	1.67~1.71

※ -4.00D, 직경55mm인 경우이며 제조회사에 따라 약간의 차이가 있다

가공된 렌즈의 두께 비교

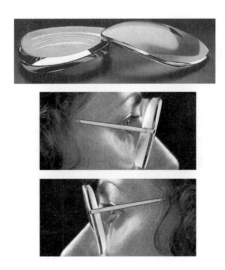

일반렌즈에서 초고굴절렌즈로 갈수록 점차 굴절률이 높아지므로 상대적으로 두께가 얇아지고 무게가 가벼워진다. +(볼록)렌즈는 가장 두꺼운 부분에 렌즈의 광학중심이 있고 -(오목)렌즈는 가장 얇은 부분에 렌즈의 광학중심이 있으므로 -(오목)렌즈의 경우 렌즈의 크기가 작아질수록 두께도 점차 얇아진다. 각 렌즈별 무게와 두께, 굴절률을 비교하면 앞 도표와 같다.

⑩ 착색렌즈

플라스틱렌즈의 경우에는 무도수렌즈는 물론 시력 보정용렌즈까지 원하는 대로 자유롭게 착색이 가능하며 색의 농도에 따라 AA, A, B, C 등으로 구분하였으나 이제는 더욱 세밀하게 10%, 15%, 20%… 등으로 구분하고 있다. 또한 단색, 이중색(투톤), 삼중색(쓰리톤) 등으로 착색이 가능하여 빛에 민감한 사람은 상당한 편안함을 느낄 수 있다.

⑪ 감광렌즈

감광렌즈란 실내에서는 투명하고 실외에서는 색이 들어와 선글라스처럼 되며 햇빛의 강도에 따라 색의 농도가 달라지는 렌즈로 일명 변색렌즈라고 한다. 렌즈의 색상이 변하는 것은 렌즈 속에 포함되어 있는 '할로겐은'이 햇빛을 받으면 은을 석출하므로 렌즈의 색상이 짙게

건강한 시력을 위한 안경 · 콘텍트렌즈

변하는데, 이때 석출된 은은 화학적으로 불완전하기 때문에 햇빛이 없어지면 다시 원래의 할로겐은으로 돌아가 렌즈가 맑고 투명해진다.

일반적으로 색이 들어오는데 걸리는 시간은 10초 내에 50%, 1분 이내에 100%가 들어온다. 또한 탈색되는데 걸리는 시간은 2분 이내에 50%, 5분 이내에 80%, 10분 이내에 90%가 탈색된다. 실외에서는 선글라스로, 실내에서는 일반안경으로 착용할 수 있으므로 실내외에 따라 바꿔 써야 하는 불편함이 없어서 편리하다.

주의할 점으로는 운전 중 터널에 진입했을 경우 갑자기 어두워져 사고위험이 따르므로 각별한 조심이 필요하다. 현재 사용되고 있는 감광렌즈 색의 종류는 회색(Grey)과 갈색(Brown)이 있으며, 옅게 변색되는 30% 변색과 짙게 변색되는 70% 변색이 있는데 도수별로 다양하게 출시되고 있다.

⑫ 코팅렌즈

✱ 코팅렌즈에는 멀티코팅, 하드코팅, 수막코팅렌즈 등이 있다. 멀티코팅은 렌즈 표면에 엷은 막을 입혀 빛의 간섭을 응용하여 반사광을 없앤 것이며, 하드코팅은 렌즈 표면에 단단한 막을 입혀 흠집이 잘 나지 않도록 표면강도를 높인 것이며, 수막코팅은 물과 먼지의 부착

방지와 이물질이 쉽게 닦아지도록 표면을 미끄럽게 만든 것이다. 최근에는 이러한 코팅 처리가 모두 되어 있는 렌즈가 주로 사용되고 있다.

✽ 코팅을 하는 데는 고진공상태에서 불화마그네슘을 200°C 정도로 가열하여 이들 분자를 렌즈 표면에 부착시키는 진공증착법이 사용되고 있다. 코팅의 색이 연한 청색을 띠는 것은 반사광을 상쇄한 파장의 여색이 보이기 때문에 나타나는 것으로, 코팅막을 얇게 하면 핑크색을 띠고 두텁게 하면 황금색을 띠게 된다. 코팅을 하지 않은 렌즈는 약 8%의 반사가 되고 코팅을 한 렌즈는 약 2% 정도의 반사가 된다.

✽ 여러 가지 색상으로 착색을 하여 코팅을 한 착색코팅렌즈도 많이 사용되고 있다.

✽ 이러한 기본적 코팅 외에 전자파차단, 자외선차단, 정전기방지, 김서림방지, 향균, 원적외선방사코팅 등 여러 가지 기능성 렌즈들이 출시되고 있으며 많이 사용되고 있다.

⑬ **편광렌즈**

광축을 수평으로 한 편광자를 사용하여 특정방향으로 진행하는 광선만 통과시키므로 멸광효과가 나타나 눈부심을 막아준다. 수면, 해면, 도로면, 건물유리 등에서 반

사되는 광선의 일부를 차단시켜 배경물체를 비교적 선
명하게 볼 수 있으므로 낚시, 요트 등 레저용으로 사용
된다.

⑭ 강화렌즈

글라스렌즈는 충격성에 약하기 때문에 열 또는 화학
처리를 하여 충격 강도를 높인 것을 강화렌즈라 하며,
렌즈의 내부와 표면 사이에 강한 장력이 생겨 쉽게 깨어
지지 않는다. 그러나 렌즈표면에 흠집이 생기면 장력의
불균형으로 강화효과가 약해진다. 강화렌즈는 1.60cm
직경의 쇠구슬을 127cm 높이에서 렌즈에 떨어뜨려도
깨지지 않아야 한다고 규정하고 있다.

렌즈의 충격 테스트

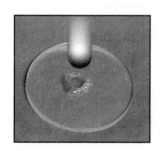 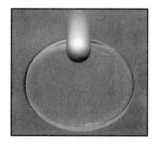

⑮ 프리즘렌즈.

Ⅰ△(프리즘)이란 물체가 1m 떨어져 있는 곳에서 상이 1cm 이동하는 것으로, 예를 들면 6m 거리에 있는 물체에서 Ⅰ△은 6cm 이동하는 것을 말한다. 즉 프리즘을 통한 광선은 방향을 바꾸기 때문에 나안으로 보는 경우와 방향이 다르게 나타난다. 사시인 경우 교정치료방법으로 프리즘렌즈를 사용하기도 한다.

〈그림 4-8〉

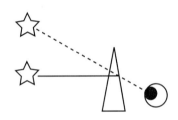

⑯ 무수정체시렌즈, 약시렌즈

무수정체시렌즈와 약시렌즈는 제3장 눈의 굴절이상 '무수정체시편'과 '약시편' 참조.

(3) 안경렌즈의 수차

✻ 구면수차.

렌즈의 주변부와 중심부는 만곡도가 다르기 때문에 주변부로 갈수록 한 점에 초점을 맺지 못하여 선명하지 못하게 되는 구면수차가 발생한다. 도수가 높을수록 주변부에서 문제가 된다.

✽ 색수차

광선의 파장에 따라 렌즈의 굴절률이 다르기 때문에 색수차가 발생하며, 색수차 또한 도수가 높을수록 문제가 된다.

✽ 비점수차

광선이 구면렌즈를 통과하여 상을 맺을 때 서로 다른 곳에 상을 맺으며 그 중간지점에 작은 착란원이 생기는 현상을 말한다. 렌즈 면에 수직방향으로 통과할 때는 전혀 나타나지 않으나 경사지게 통과할 때는 심하게 나타난다. 이러한 비점수차는 안경에서 가장 큰 영향을 주고 있으며, 콘텍트렌즈는 시선과 함께 렌즈가 움직이므로 전혀 문제가 발생되지 않는다.

✽ 왜곡수차

렌즈 주변부를 통과한 광선은 중심부를 통과한 광선과 달리 상이 평면에 맺어지지 않고 곡면에 맺어진다. 따라서 직선이 곡선으로 보이며 사각형의 물체가 고도 오목렌즈에서는 술통 모양으로 휘어져 보이고 고도볼록 렌즈에서는 실타래 모양으로 휘어져 보인다.(뒷면 그림 4-9 참조)

〈그림 4-9〉

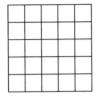

원래상태의 모양

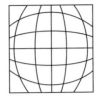

고도오목렌즈로 본 모양

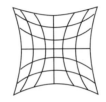

고도 볼록렌즈로 본 모양

(4) 좋은 렌즈의 구비조건

❋ 도수가 정확해야 한다.

❋ 연마 흠이 없어야 한다.

❋ 투명해야 한다.

❋ 기포가 없어야 한다.

❋ 맥리가 없어야 한다.

❋ 흠집이 없어야 한다.

❋ 왜곡현상이 없어야 한다.

❋ 물리적으로나 화학적으로 균질하여야 한다.

❋ 공기나 습기에 의한 변화가 없어야 한다.

건강한 시력을 위한 안경 · 콘텍트렌즈

제 5 장

유색안경과
산업용 안전안경

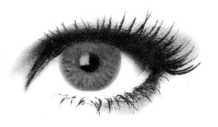

레저활동의 증가와 문명의 발달로 눈에 해로운 유해광선을 접하지 않고는 살 수 없는 일상에서 각종 안질환으로부터 눈을 보호하고, 산업현장에서 일어날 수 있는 각종 안손상으로부터 눈을 보호하기 위해서는 반드시 유색안경이나 안전안경을 착용해야 한다.

1. 유색안경

(1) 유해광선

우리 눈의 안조직에 기질적인 장애를 일으켜 시력을 감퇴시키는 유해광선으로는 인공광선과 태양광선이 있다

✽ 인공광선은 산소용접, 전기용접, 전기스파크 및 직접 눈에 비치는 전등, 야간 운전시 맞은편 차량의 전조등 등 많은 유해인공광선들이 있다.

✽ 태양광선은 파장에 따라 자외선, 가시광선, 적외선으로 구분된다. 적외선은 우리가 느낄 수 없는 장파장광선으로 의학적으로 많이 이용되고 있으며, 가시광선은 우리가 볼 수 있는 7가지의 색상 즉 빨주노초파남보로 되어 있으며 이것이 없으면 물체의 색을 구별하여 볼 수 없는 매우 유익한 광선이다. 그러나 자외선은 단파장광선으로 우리 눈에 보이지는 않지만 각막, 수정체, 망막까지 침투하여 익상편, 설맹, 백내장, 망막염, 황반부변

건강한 시력을 위한 안경·콘텍트렌즈

성 등을 유발하는 매우 해로운 광선이다. 또 수면반사, 여름철 해안의 모래사장 반사, 설면반사 등도 유해한 반사광선이다.

(2) 유색안경의 필요성

눈에 해로운 유해광선을 차단하고 각종 안질환으로부터 눈을 보호하기 위해서는 유색안경의 착용이 필요하다. 특히 야외활동이 많은 사람이나 직업적으로 용접 등을 하는 사람은 반드시 유해광선을 차단할 수 있는 안경을 착용해야 한다. 유색안경 착용시에는 렌즈의 색상이 진할수록 동공이 확대되어 더 많은 자외선이 유입되므로 반드시 자외선 차단 기능이 있는 안경을 착용해야 한다.

(3) 유색안경 선택시 주의 사항

✻ 유색안경에는 주로 플라스틱렌즈가 사용되고 있다. 이중 CR—39렌즈는 무색이라도 자외선의 95%를 흡수할 뿐만 아니라 착색이 균일하게 되며 가볍고 충격에 강해 시력보정용 유색안경이나 보호안경으로 적합하며 가장 많이 사용되고 있다.

✻ 흔히 우리가 말하는 선글라스는 눈을 보호하는 기능과 시력보정용 기능 그리고 패션으로서의 기능까지

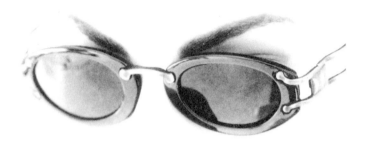

다양한 기능을 가지고 있다. 따라서 선택을 잘 해야 눈도 보호하고 패션으로서의 기능도 할 수 있는 것이다.

✽ 선글라스의 기본적인 선택기준은 도수가 걸리지 않는 순수한 무도수렌즈여야 함은 물론 흠집이나 균열, 기포, 왜곡, 굴곡, 프리즘 현상 등이 나타나지 않아야 하고 표면이 매끄럽고 색상이 균일하게 착색된 렌즈여야 한다.

✽ 선글라스가 의료용구가 아닌 공산품으로 분류되면서 각종 불량제품과 저질 중국산 및 동남아산이 범람하면서 길거리, 패션매장, 쇼핑몰 등 장소를 불문하고 판매되고 있는 실정이며, 유명상표를 도용한 일명 짝퉁(가짜) 선글라스까지 기승을 부리고 있는 것이 현실이다.

이러한 선글라스의 대부분은 값싼 DC렌즈가 끼워져 있는데 이는 자외선차단기능이 전혀 없을 뿐만 아니라 자외선이나 열에 의하여 렌즈에 균열이 생기고 탁하며 기본적인 선택기준조차 충족되지 못한 경우가 많으므로 우리 눈에 치명적인 영향을 끼칠 수 있다는 점에서 우려되지 않을 수 없다.

❋ 이러한 불량 저질의 선글라스를 착용하게 되면 우리 눈은 난시안과 같은 현상이 나타나 눈의 피로감, 눈물, 충혈, 두통 그리고 심한 경우에는 구토증상까지 나타나기도 한다. 따라서 렌즈의 상태와 질만큼은 안경사의 조언을 받아 선택하는 것이 각종 안질환을 예방하는데 도움이 될 수 있다.

❋ 유색안경착용시 즉 선글라스, 감광렌즈, 편광렌즈 등의 모든 유색안경을 착용하고 운전 중 터널 진입시 갑자기 어두워져서 순간적으로 보이지 않는 현상이 나타날 수 있으니 주의해야 한다.

(4) 색상별 특성

유색안경은 투과율과 사용 목적, 사용 장소 등을 고려하여 선택해야 한다. 흔히 사용되고 있는 렌즈의 색상으로는 회색, 갈색, 녹청색, 노란색등이 있다.

❋ 회색(Grey)

빛의 모든 파장을 균일하게 흡수하여 자연색 그대로 볼 수 있으므로 야외활동에 적합하다.

✱ 갈색(Brown)

가시광선 내에서 단파장광선을 흡수하여 시야를 선명하게 해주므로 운전자에게 좋으며 전안부염증, 결막염, 홍체염 등의 염증이 있는 눈을 보호하는 데 적합하다.

✱ 녹청색(Green)

장파장광선을 흡수하여 눈의 피로를 적게 하므로 백사장, 스키장 등에서 좋으며 포도막염, 망막염, 시신경염 등이 있는 눈을 보호하는 데 적합하다.

✱ 노란색(Yellow)

야간이나 흐린 날씨에도 밝게 보이므로 야간운전이나 야간스포츠에 좋다.

✱ 미러코팅(Mirror)

렌즈표면을 거울처럼 코팅한 렌즈를 말하며 빛의 반사강도가 심한 경우에 좋으므로 스키장 등에서 좋다.

(5) 얼굴형에 따른 선택

얼굴형에 따른 선글라스의 선택은 안경테의 선택과 마찬가지로 자신의 단점을 커버할 수 있어야 하며 의상이나 머리스타일 등에 따라 연출하는 것도 좋다.

✱ 둥근형 : 완만한 사각

✱ 계란형 : 어느 형태이든 대체로 잘 어울린다.

✱ 사각형 : 부드러운 원형.

❋ 역삼각형 : 각이 부드러운 사각형이나 타원형.

❋ 길고 가는 형 : 둥근형이나 타원형.

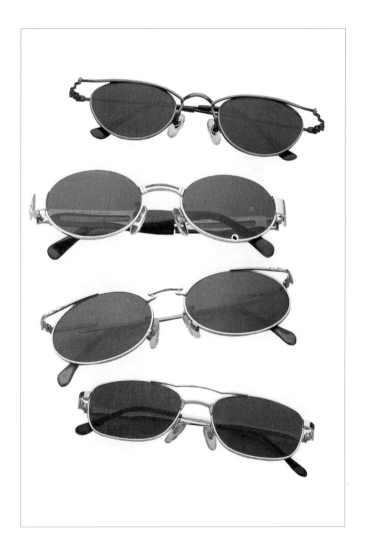

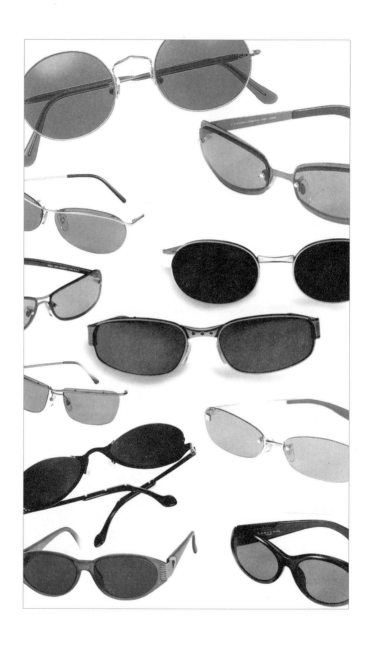

2. 산업용 안전안경

(1) 산업장에서 일어나는 안손상

① 이물에 의한 안손상

이물에 의한 안손상이 가장 많으며 결막이나 각막의 안손상이 크다. 작은 이물일 경우에는 누도를 통하여 저절로 배출되기도 하나 눈을 비볐을 경우 염증을 일으키기 쉬우며 각막 깊이 박힐 경우 시력을 상실하는 수도 있다. 눈에 이물이 들어갔을 때는 눈을 손으로 비비지 않아야 하며 물이나 식염수로 세척을 하고 그래도 증상이 있으면 안과전문의의 치료를 받아야 한다.

이물이 안구 내로 들어가면 다음과 같이 이물의 종류에 따라 여러 가지 조직반응을 일으킨다.

✽ 철 : 산화하여 조직단백과 결합하여 철침착증을 일으킨다. 수정체에 혼탁을 일으키며 시력상실의 위험이 크다.

✽ 동 : 화농성염증과 같은 증상이 나타나고 백내장 및 안구 위축을 일으켜 시력을 상실한다.

✽ 아연 : 무균성화농을 일으킨다.

✽ 나무조각, 동물뼈 : 이물반응이 심하게 나타나고 육아성 염증을 일으켜 대부분 실명한다.

✽ 금, 은, 백금 : 비교적 조직 반응이 없다.

✽ 유리, 플라스틱 : 비교적 염증을 일으키지 않는다.

✽ 돌 : 어느 정도의 조직반응을 일으킨다.

② **화학성 안외상**

✽ 산성외상 : 염료, 섬유, 비료, 약품 등 약산인 경우에는 각막상피에 외상을 주며 조기에 치료하면 시력장애의 위험이 적다. 황산, 염산, 질산, 인산 등 강산인 경우에는 각막이 파괴되고 혈관신생, 각막혼탁 등을 일으켜 시력장애를 초래한다.

✽ 알칼리성 외상 : 조직 담백을 용해시켜 급속히 각막 내로 침투하며 홍채, 수정체까지도 영향을 미쳐 시력상실의 위험이 크다. 이러한 산성 및 알칼리성 외상의 경우에는 즉시 물이나 식염수로 충분히 씻어내고 즉시 안과전문의의 치료를 받아야 한다.

✽ 내안부 화학상 : 화학 중독에 의한 장애를 일으키는 것을 말하며 이산화탄소, 메틸알코올, 니코틴 등이 호흡이나 피부를 통하여 흡수되어 시신경염을 일으킨다.

③ **방사선 안외상**

방사선이라 함은 적외선, 가시광선, 자외선, X선, 레이저광선 등 모든 광선의 전자파를 말하며 백내장이나 황반부 화상을 일으키므로 방사선을 취급하는 사람은

반드시 유해광선차단렌즈로 된 보호안경을 착용해야
한다.

(2) 산업용 안전안경의 필요성

산업장에서 일어나는 안손상은 사소한 외상일지라도
그 결과가 의외로 커서 실명을 초래하는 경우까지 있으
므로 갑자기 날아오는 이물에 의한 안외상 및 화학성 안
외상, 방사성 안외상 등으로부터 눈을 보호하기 위하여
산업용 안전안경을 착용하는 것이 반드시 필요하다.

(3) 산업용 안전안경의 종류

① 산업용 안전안경

산업장에서 일어날 수 있는 각종 사고로부터 산업인
의 눈을 보호하는 기능과 시력교정용 안경 기능을 함께
할 수 있는 것을 말한다. 산업용 안전안경이 갖추어야
할 조건으로는 다음과 같다.

✽ 열에 강하고 불에 타지 않아야 한다.

✽ 착용하기에 편리해야 한다.

✽ 견고하게 제조되어야 한다. 특히 안경의 몸통과 다
리를 연결해주는 힌지가 견고해야 한다.

✽ 넓은 시야를 얻을 수 있어야 한다.

✽ 안경렌즈가 깨어지는 경우에는 앞으로 튀어나오도

록 설계되어야 한다.

✱ 조정이 용이해야 한다.

✱ 옆 가리개가 부착되어야 한다. 그러나 산업장에 따라 이물질의 위험이 없는 곳에서는 옆가리개가 없어도 괜찮다.

② 고글

고글은 산업장에서 이물이 눈을 상하게 하는 것을 방지하기 위하여 사용하는 것으로, 시력교정용으로는 사용할 수 없으므로 굴절이상이 있을 때는 시력교정용 안경을 착용하고 그 위에 고글을 착용해야 한다. 고글의 렌즈는 모두 무도수이며 폴리카보네이트로서 김이 서리지 않고 먼지나 분말 등이 달라붙지 않도록 설계되었고 충격으로부터 눈을 보호하도록 되어 있다. 또한 시기능에 장애를 주지 않아야 하는 것이 중요하다.

건강한 시력을 위한 안경 · 콘텍트렌즈

제6장

안경조제가공 및 휫팅

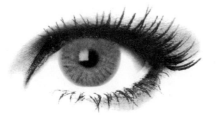

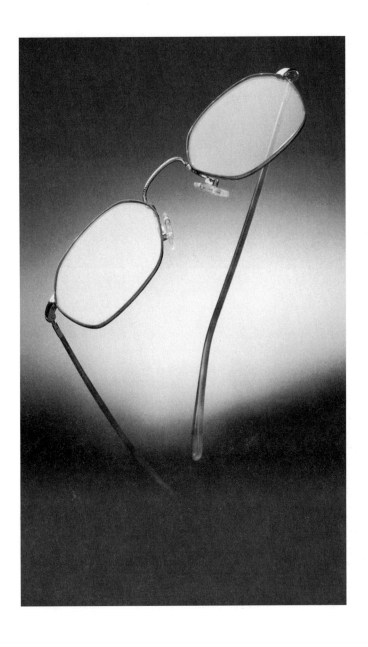

안경의 조제, 가공 및 횟팅의 모든 과정은 안경사의 전문적인 지식과 기술, 경험에 바탕을 둔 정밀함이 요구된다. 드물게는 정밀하지 않고 대충 만들어진 안경을 접하게 되는데 참으로 안타까움을 금할 수 없다. 안경이란 단순히 물건을 파는 것이 아니라 시력건강에 많은 영향을 끼친다는 것을 항상 염두에 두고 성실한 자세로 임해야 할 것이다.

1. 조제 가공

(1) 조제 가공시 유의 사항

① 렌즈를 너무 타이트하게 조립하지 않는다. 너무 타이트하면 테나 렌즈에 왜곡현상이 나타날 수 있다.

② 렌즈를 너무 느슨하게 조립하지 않는다. 너무 느슨하면 렌즈가 쉽게 빠질 수 있고 테에서 렌즈가 움직이는 현상이 나타날 수 있다.

③ 테의 종류와 특성에 따라 알맞게 조립해야 한다. 특히 무테의 경우에는 렌즈 구멍뚫기 등 세심한 조제 가공이 필요하다.

④ 테의 글로브커브를 렌즈커브에 맞추어야 한다.

⑤ 렌즈를 갈 때 에디징 형태로는 각연, 평연, 구연이 있는데 일반적인 테에 끼울 때는 각연으로 하고 무테 안

경용은 평연, 반무테 안경용은 구연으로 한다.

〈그림 6-1〉

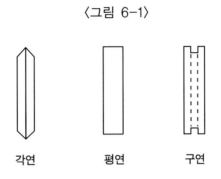

| 각연 | 평연 | 구연 |

⑥ 방향성이 있는 렌즈 즉 난시렌즈, 프리즘렌즈, 이중초점렌즈, 누진다초점렌즈 등은 아주 작은 오차도 허용되어서는 안 된다. 난시축의 허용오차는 다음과 같다.

✱ 0.25~2.00D의 허용오차 : ±3°

✱ 2.25~4.00D의 허용오차 : ±2°

✱ 4.25D 이상의 허용오차 : ±1°

⑦ 테의 동공 위치는 자연스럽게 보는 시선의 위치로 하며 시선은 수평보다 5~10° 아래를 향하므로 동공선에서 2~4mm 아래로 한다. 근용PD(동공간 거리)는 수평보다 4~6mm 아래로 내리고 원용PD보다 2~3mm 안쪽에 위치한다. 좌우 PD의 허용오차는 다음과 같다.

✱ 0.25~2.00D의 허용오차 : ±3mm

✽ 2.25~4.00D의 허용오차 : ±2mm

✽ 4.25D 이상의 허용오차 : ±1mm

이같이 정밀함이 요구되는 것은 렌즈의 광학중심은 프리즘이 존재하지 않는 유일한 곳이므로 시선이 광학중심을 통과해야 프리즘현상이나 안정피로가 발생하지 않기 때문이다.

(2) 조제 가공 후의 검사

✽ 광학 중심위치가 정확한 위치에 있는가.

✽ 방향성 있는 렌즈의 방향이 정확한가.

✽ 렌즈에 왜곡이 일어나지 않았는가.

✽ 테나 렌즈에 흠집이 생기지 않았는가.

✽ 테와 렌즈 사이가 뜨지 않았는가.

✽ 기타 정밀하게 조제 가공 되었는가.

2. 휫팅

조제가공이 아무리 정확해도 휫팅이 제대로 되지 않으면 안경으로서의 가치도 반감될 것이다. 따라서 휫팅은 광학적으로 정확하게 그리고 편안하게 착용할 수 있도록 하는 데에 중점을 두고 해야 한다. 각 부분별 휫팅 방법은 다음과 같다.

✱ 코 받침

코의 높이와 경사에 맞춰 좌우 패드가 균일하게 조정되어야 하며 코에 압박감을 주지 않아야 한다. 플라스틱 테는 대부분 코 받침의 자유도가 없으므로 코가 낮은 사람은 되도록 코 받침의 자유도가 있는 테를 선택해야 한다.

✱ 다리 귀 부분

안경이 흘러내리는 것을 막기 위하여 귀에 걸도록 되어 있으나 너무 짧게 하면 아프고, 너무 길게 하면 흘러내리게 되므로 약간의 간격을 두어 압박감을 느끼지 않을 정도로 한다.

✱ 다리

너무 밀착이 되면 얼굴 양 옆에 자국이 나므로 압박감을 느끼지 않을 정도로 한다.

✱ 안경 하단부

안경 하단부가 볼에 닿지 않도록 한다. 이것은 코 받침이나 다리의 조정으로 한다.

✱ 좌우 균형

얼굴 전체와 좌우의 균형이 맞아야 하며 한쪽이 올라가거나 내려가면 안 된다. 착용하는 사람에 따라 좌우 귀 높이가 다른 경우가 많으므로 유의해야 한다.

건강한 시력을 위한 안경 · 콘텍트렌즈

〈그림 6-2〉

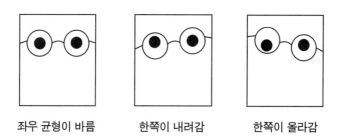

좌우 균형이 바름　　　　한쪽이 내려감　　　　한쪽이 올라감

✽ 안경의 높이.

너무 올라가거나 너무 내려가지 않고 자연스럽게 보일 수 있는 높이로 하여야 한다.

〈그림 6-3〉

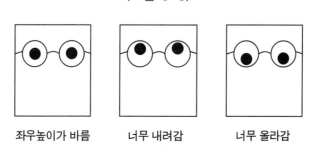

좌우높이가 바름　　　　너무 내려감　　　　너무 올라감

✽ 눈과 안경과의 거리

눈과 안경과의 거리는 특별한 경우가 아니면 12mm로

한다. 이는 일반적으로 눈을 깜박일 때 눈썹이 렌즈에 닿지 않는 정도의 거리로, 시야를 넓게 해주고 렌즈의 수차나 프리즘작용이 적어 장시간 착용시 편안함을 느낄 수 있는 거리이다. 이보다 멀어지면 시야가 좁아지고 외관상으로도 좋지 않으며, 오목렌즈는 도수를 내리는 것과 같고 볼록렌즈는 반대로 도수를 올리는 것과 같은 현상이 생긴다. 이것은 굴절력이 강할수록 그 영향을 크게 받으므로 특히 유의하여야 한다.

〈그림 6-4〉

12mm

렌즈후면과 각막과의 거리

✱ 안경의 경사도

얼굴 수직면과 안경 렌즈면과의 각이 원용인 경우에는 5~15°, 근용인 경우에는 15~25°, 누진다초점렌즈인 경우에 10~20° 정도가 적당하다.

건강한 시력을 위한 안경·콘텍트렌즈

✱ 좌우 렌즈의 각도

좌우 렌즈의 각도는 170° 정도가 적당하다.

〈그림 6-5〉

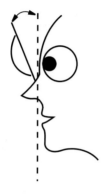

근용 15~25 °

원용 5~15 °

다촛점 10~20 °

안경 착용자는 안경에 대해 바르게 이해하여야 하며 바른 착용법을
알고 있어야 한다.

제7장

안경 착용 방법

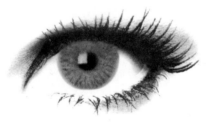

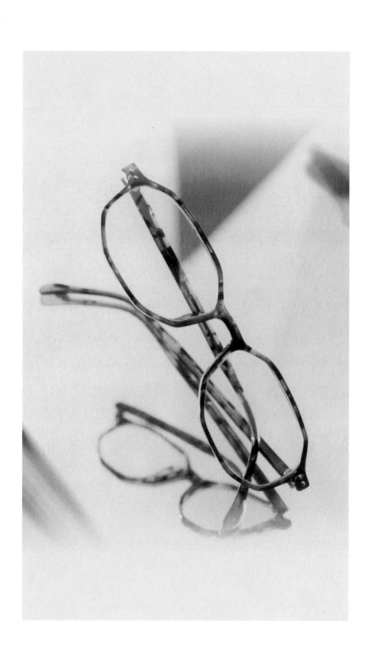

안경을 착용하는 데도 올바른 방법이 있다. 대충 쓴다고 되는 것이 아니다. 안경을 바르게 착용하기 위해서는 바르게 조제 가공 및 휫팅이 되어야 함은 말할 것도 없거니와 착용자의 안경에 대한 이해와 관리가 뒤따라야 한다. 안경이 조금 비뚤어졌다고 직접 고치려하다가 못 쓰게 망가뜨린 경우를 많은 사람들이 경험했을 것이다. 눈이 없으면 사물을 제대로 지각하지 못하는 것처럼 안경 또한 마찬가지이므로 안경을 눈과 같이 생각하고 착용해야 한다.

(1) 시력보정용 안경이 완성되어 착용하기까지의 과정

굴절검사 → 테, 렌즈선택 → 테 사전 휫팅 → 형판 뜨기 → 렌즈검사 및 인점 → 렌즈절단과 갈기 → 테와 렌즈의 조립 → 완성된 안경검사 및 휫팅 → 착용

안경 착용자의 대부분은 단시간에 착용하기를 원하지만 하나의 안경으로 완성되어 착용하기까지는 이와 같이 여러 단계를 거쳐야하고 충분한 시간을 필요로 한다. 기본도수가 아닌 경우와 착색렌즈 또는 조제가공이 간단하지 않은 경우에는 1~3일의 시일이 걸리는 경우도 흔히 있으므로 갑작스러운 파손이나 분실에 당황하지 않도록 이에 대비하여 예비안경이 반드시 있어야 하겠다.

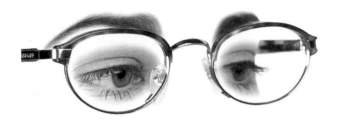

(2) 안경 착용자가 불만을 호소하는 세 가지 경우

① 눈의 굴절력 측정이 잘못된 경우

② 안경 조제 가공 및 휫팅이 잘못된 경우

③ 안경 착용자의 잘못된 이해

편안하고 쾌적한 안경을 착용하기 위해서는 전장에서
도 말했듯이 모든 과정이 정밀해야 한다는 것은 다시 강
조해도 지나치지 않다. 더불어 안경 착용자 또한 안경에
대한 이해가 있어야 하며 바른 착용법을 알아야 한다.

(3) 안경 착용 방법

① 안경을 쓰고 벗을 때

항시 두 손으로 쓰고 벗는다. 한 손으로 쓰거나 벗으
면 안경의 형태가 비틀어지기 쉽다.

② 잠시 벗어 놓을 때

렌즈의 표면이 바닥에 닿지 않도록 한다. 바닥에 닿으
면 렌즈에 흠집이 생기기 쉬우므로 다리를 접어서 렌즈

건강한 시력을 위한 안경 · 콘텍트렌즈

가 위로 향하게 놓는다. 또한 약간 높은 곳에 놓아 밟거나 깔고 앉는 일이 없게 한다.

③ 렌즈를 닦을 때

✱ 일반적인 손자국이나 먼지, 이물이 묻었을 경우에는 입김을 불어 먼지를 털어내고 안경 크리너로 닦는다.

✱ 기름이나 화학성분이 묻었을 경우에는 비눗물로 닦거나 아세톤이나 알코올을 부드러운 솜에 묻혀 가볍게 닦아준다. 이때 곧바로 닦아주어 렌즈 표면에 얼룩이 생기거나 코팅막이 벗겨지지 않도록 해야 한다.

④ 테를 닦을 때

렌즈를 닦을 때마다 테도 함께 닦아주는 것이 좋으며 땀 등 오염물질에 의하여 테가 부식될 수 있으므로 가끔씩 비눗물 등으로 가볍게 닦아주는 것이 좋다.

⑤ 착용시 주의사항

✱ 안경을 쓴 채로 눕거나 잠을 자지 말아야 한다. 안경이 눌리면 변형되기 쉽고 파손되는 수도 있다.

✱ 목욕탕에서 열탕에 들어가거나 한증, 찜질을 할 때 안경을 벗고 들어가야 한다. 급격한 온도차로 렌즈의 코팅막이 벗겨질 수 있으며 특히 플라스틱 안경은 변형되기 쉽다. 안경렌즈의 중심부와 주변부는 두께가 다르기 때문에 열이나 수증기가 가해지면 렌즈의 팽창되는 정

도가 다르므로 코팅막이 균열되거나 벗겨지는 현상이 나타날 수 있으므로 유의해야 한다. 이러한 현상은 도수가 높을수록 두께 차이가 많이 나므로 쉽게 나타날 수 있다.

✹ 음식점에서 고기를 구워먹을 때 뜨거운 기름이 튀지 않도록 해야 한다. 집에서 음식을 조리할 때도 마찬가지이다. 렌즈의 코팅막이 얼룩지거나 벗겨질 수 있다.

✹ 운동시에는 가급적 안경을 착용하지 않아야 한다. 특히 충격성이 약한 무테의 경우는 파손되기 쉽다. 운동시에는 콘텍트렌즈가 효율적이다.

✹ 차내에 안경을 두고 내리지 않아야 한다. 특히 여름철 고온에 차내에 안경이나 선글라스를 두고 내렸다가 변형이 되어 당황한 경험을 한 사람도 간혹 볼 수 있다.

✹ 근용 안경의 경우에 가까운 곳을 볼 때만 사용하므로 아무 곳에나 벗어놓기 쉽고 주머니에 대충 넣어가지고 다니는 경우가 있으나 테의 변형과 렌즈의 흠집, 파손되는 수가 많으므로 되도록 하드(딱딱한) 케이스 속에 넣어가지고 다니는 것이 좋다.

(4) 안경보관방법

✹ 요즈음 애완용 강아지를 실내에서 키우는 사람들

건강한 시력을 위한 안경 · 콘텍트렌즈

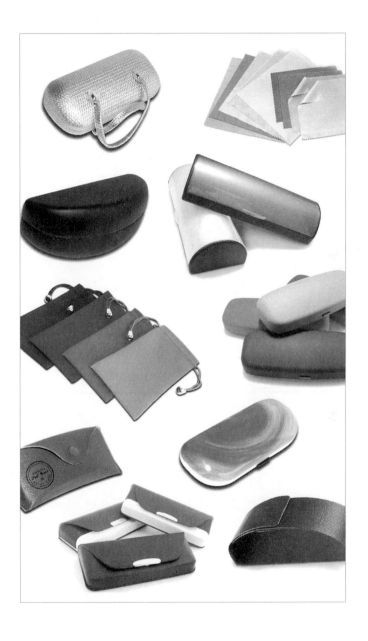

이 많으므로 애완용 강아지가 닿지 않고 어린아이의 손이 닿지 않도록 케이스에 넣어 서랍 속이나 높은 곳에 보관한다.

✱ 장기간 보관시에는 중성세제로 깨끗이 세척한 뒤 다리를 잘 접어 눌리지 않도록 케이스 속에 넣어 보관한다. 사용하던 안경을 땀 등이 묻은 채로 그대로 보관하면 변색, 변형이 되기 쉬우며 이러한 경우는 주변에서 간혹 볼 수 있는 현상이다.

(5) 변형되었거나 파손되었을 경우

안경을 처음 착용하는 사람은 관리가 서툴러서 그리고 어린이의 경우에는 운동이나 놀이 때문에 쉽게 변형되거나 파손이 되는 경우가 흔히 있다. 안경 관리를 잘하는 사람도 순간적으로 다른 사람과 부딪히거나 잠시 벗어놨다가 밟게 되어 변형이 되거나 파손되는 경우가 간혹 있다. 또한 안경을 떨어뜨리거나 보관 부주의로 인한 경우도 있는데, 어떤 이유에서든지 변형이 되었거나 파손이 됐을 때는 먼저 안경원에서의 상담을 통해 수리가 가능하면 수리를 의뢰하고 그렇지 않으면 새로 맞추어야 한다.

제8장

콘텍트렌즈

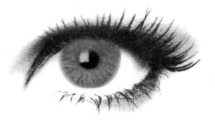

콘텍트렌즈는 1971년 소프트 콘텍트렌즈가 미국 FDA의 승인을 받으면서 보급되기 시작하였으며 우리나라에서는 1974년 의료용구로 법제화 되면서 본격적인 생산 보급이 이루어지기 시작했다.

콘텍트렌즈는 단순한 시력보정용으로 착용되다가 써클렌즈와 칼라렌즈가 보급되면서부터 10~20대 여성 중심으로 미용 목적의 착용이 급격히 늘어나고 있다. 렌즈는 잘 착용하면 안경보다 활동성과 미용성에서 좋지만 잘못 착용하면 오히려 눈에 무리만 따르게 되므로 차라리 착용하지 않음만 못한 결과가 올 수도 있으므로 철저한 관리가 반드시 필요하다.

1. 검사와 약호

(1) 검사

콘텍트렌즈를 착용하기까지는 사전검사, 문진, 나안시력측정, 타각 및 자각적 굴절검사, 안구검사, 렌즈결정, 착용의 순서로 한다. 사전검사, 문진, 나안시력측정, 굴절검사는 안경착용시의 검사와 같은 방법으로 하며 안구검사는 각막곡률반경, 각막 상태, 안압, 눈의 크기, 속눈썹 위치, 눈의 알레르기 반응, 누액 분비량 등이 적당한지 검사한다. 검사결과 안구건조증, 각막염, 각막궤양, 결막염, 녹내장, 알레르기성 질환, 당뇨병 그리고 신경이 매우 예민한 사람과 렌즈 관리가 어려운 사람은 렌즈 착용을 자제하는 것이 좋다.

(2) 명칭과 약호

콘텍트렌즈에 사용되는 명칭과 약호는 다음과 같다.

〈그림 8-1〉

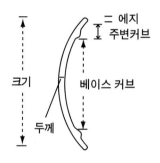

약 호

구분	약호
콘텍트렌즈	CL
소프트 콘텍트렌즈	SCL
하드 콘텍트렌즈	HCL
구면렌즈	S 혹은 Sph
원주렌즈	C 혹은 Cyl

볼록렌즈	+
오목렌즈	-
정점굴절력	D
원주렌즈 축	AX 혹은 AXis
우안	R 혹은 OD
좌안	L 혹은 OS
베이스커브	BC(mm)
크기	Dia 혹은 S(mm)
두께	T

2. 렌즈의 기능과 결정

(1) 렌즈의 기능

시력보정과 치료 및 검사에만 사용되던 렌즈가 수년 전부터 써클, 칼라렌즈의 보급이 시작되면서 미용적인 기능까지 갖게 되면서 렌즈의 착용은 날로 늘어나는 추세이다. 또한 귀걸이는 물론 눈꺼풀, 코, 입술, 혀, 배꼽에까지 장식물을 매다는 것도 부족해 이제는 렌즈에 줄을 연결해 가벼운 귀금속 조각을 매달아 광대뼈 근처에서 대롱거리도록 하여 장신구로서의 역할까지 하는 '주얼리 콘텍트렌즈'가 네덜란드에서 출시되었고, 머지않

건강한 시력을 위한 안경 · 콘텍트렌즈

아 우리나라에서도 그런 모습을 볼 수 있을 듯하지만 안구의 안전에 위험이 없을지 걱정되기도 한다.

✱ 시력보정용 기능

근시, 원시, 난시, 원추각막, 부동시, 무수정체시, 사시, 약시 등의 시력보정용 기능.

✱ 치료 및 검사 기능

각막궤양, 각막화상, 각막염의 치료와 각막이식 후의 각막보호 기능 그리고 안전검사, 이물검사 등의 검사 기능.

✱ 미용 기능

써클렌즈, 칼라렌즈 등의 미용적 기능.

(2) 렌즈결정 요소

렌즈의 결정은 렌즈의 고착성과 누액의 순환성이 매우 중요하므로 렌즈의 크기와 곡률반경 그리고 함수율과 산소투과율이 중요 결정 요소이다.

✱ 렌즈의 고착성

각막상에서 렌즈의 움직임이 적으면 프리즘작용이 적고 상이 뚜렷하게 맺어지며 착용 중 밀리는 현상이 적게 일어난다. 베이스커브를 적게 하고 크기를 크게 할수록 고착성이 강해진다.

✽ 누액의 순환성

누액순환이 좋으면 각막호흡과 대사가 순조롭게 이루어진다. 베이스커브를 크게 하고 크기를 작게 할수록 순환성이 커진다.

✽ 함수율

수분을 함유하는 정도가 높을수록 부드러움이 장시간 유지된다.

✽ 산소투과율

산소투과율이 높을수록 각막호흡과 신진대사가 원활해지므로 착용감이 좋다.

(3) 베이스커브(BC)와 각막곡률반경

✽ BC와 각막곡률반경이 일치할 때

이물감이 없고 착용감이 좋으며 시력교정이 안정적이다.

✽ BC가 각막곡률반경보다 작을 때

타이트하며 렌즈의 움직임이 거의 없고 심하면 중앙부분이 떠 있는 경우도 있다. 따라서 각막 주변부의 압박감, 작열감, 충혈이 나타나며 시력교정이 불안정하다. 누액의 순환이 잘 안 되므로 각막부종이나 산소결핍에 의한 신진대사 장애로 각막신생혈관이 오기 쉽다. 각막부종은 렌즈착용을 중단하면 회복이 빠르게 되나 각막

〈그림 8-2〉

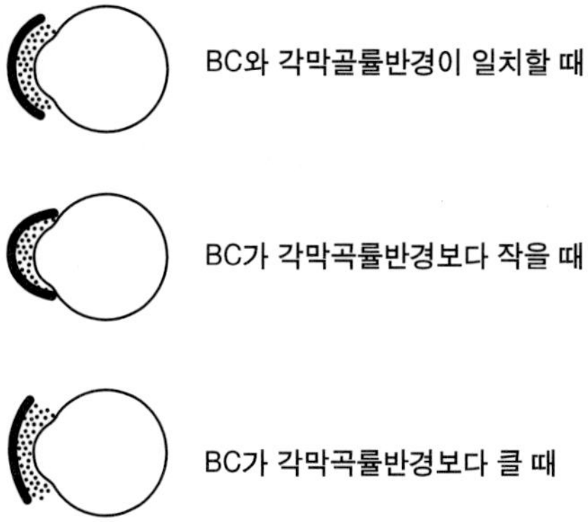

신생혈관은 치료를 해도 흔적이 남는 경우가 많다.

✻ BC가 각막곡률반경 보다 클 때

로스하며 렌즈의 움직임이 심하게 나타난다. 따라서 렌즈가 잘 밀리고 잘 빠지며 이물감이 느껴지고 시력교정이 불안정하다. 또한 마찰에 의하여 각막상피외상이 쉽게 발생된다.

(4) 렌즈도수 결정

✻ 굴절력이 4.00D 이하의 근시나 원시에서는 환산없이 그대로 결정하면 되고 4.00D 이상의 고도근시나 원시에서는 도수의 환산이 필요하다. 즉 근시인 경우 도수를 점점 내려주며 원시인 경우 도수를 점점 올려준다.

안경렌즈와 콘택트렌즈의 도수환산표

안경렌즈의 굴절력(D)	콘텍트렌즈로 환산한 굴절력(D)	
	− 일 때	+일 때
4.00	3.75	4.25
4.50	4.25	4.75
5.00	4.75	5.25
5.50	5.12	5.87
6.00	5.62	6.50
6.50	6.00	7.00
7.00	6.50	7.62
7.50	6.87	8.25
8.00	7.25	8.87
8.50	7.75	9.50
9.00	8.12	10.12
9.50	8.50	10.75
10.00	8.87	11.37
11.00	9.72	12.75
12.00	10.50	14.00
13.00	11.25	15.50
14.00	12.00	16.75
15.00	12.75	18.25
16.00	13.50	19.75
17.00	14.12	21.50
18.00	14.75	23.00
⋮	⋮	⋮

건강한 시력을 위한 안경 · 콘텍트렌즈

이것은 안경에 있어서는 각막과의 거리가 있고 콘텍트렌즈는 각막에 밀착되기 때문이다.

✽ 경도의 난시가 수반되는 경우는 주로 각막난시이므로 누액의 작용으로 근시용 렌즈를 착용해도 교정이 원만하나 강도의 난시가 수반되는 경우는 난시용 토릭렌즈를 착용해야 한다. 각막난시인 경우에는 구면대등방법으로 환산하여 착용한다. 구면대등방법이란 난시편에서 설명한 바와 같이 원주렌즈의 도수를 줄이고 그 줄인 도수의 절반을 구면렌즈의 도수에 가산해 주는 것을 말한다.

3. 렌즈의 종류와 특성

(1) 렌즈의 종류

① 재질에 따른 구분 : 하드렌즈, 소프트렌즈

② 굴절력에 따른 구분 : 일반렌즈, 토릭렌즈

③ 착용기간에 따른 구분 : 일반렌즈, 1~3개월용 렌즈, 2~3주용 렌즈, 일일착용 렌즈

④ 색상에 따른 구분 : 무색렌즈, 식별용 렌즈, 써클렌즈, 칼라렌즈

⑤ 기타 : 색맹교정용 렌즈, 시력회복용 렌즈

(2) 렌즈의 특성

① 하드렌즈, RGP렌즈

하드렌즈는 산소투과성이 없고 착용감이 좋지 않아 거의 사용되지 않고 있으며 지금은 실리콘 아크릴레이트에 불소를 첨가한 산소투과성 하드렌즈인 RGP렌즈가 사용되고 있다. 눈동자만 덮는 작은 크기이며 딱딱한 재질로 이루어져 충격에 깨어지기 쉽고 이물감이나 압박감이 크게 나타나는 경우가 많아 대부분 2~3주 정도의 적응기간이 필요하며 예민한 사람은 착용에 실패하는 경우도 있다. 그러나 일단 적응이 되면 장시간 착용이 가능하다. 흡수성이 거의 없으므로 눈물량이 적은 사람도 착용하기에 쉬우며 각막난시의 교정에도 좋으나 먼지가 많은 장소에서 착용해서는 안 된다.

② 소프트렌즈

얇고 부드러워 착용감이 좋으며 적응이 쉽게 된다. 친수성으로 흡수성이 크므로 눈물량이 적으면 쉽게 건조해진다. 찢어지기 쉬우며 렌즈 표면이 이물질이나 세균에 쉽게 오염되므로 세척소독을 철저히 하여야 한다. 운동시에도 적합하며 평균 1년 정도 사용이 가능하다.

③ 토릭렌즈

난시교정용 렌즈를 말하며 렌즈 아래 부분을 무겁게

만들어 난시축의 이동을 적게 만든 렌즈이다. 강도의 난시인 경우에 주로 사용된다.

④ 1~3개월용 렌즈

1~3개월 정도 착용하는 렌즈를 말하며 렌즈 관리방법은 일반렌즈와 같다.

⑤ 2~3주용 렌즈

2~3주 정도 착용하는 렌즈를 말하며 렌즈 표면에 이물질이 흡착되기 전에 버리고 새 렌즈를 착용한다는 점에서 좋다.

⑥ 일일착용 렌즈

하루 착용 후 별도의 세척 없이 그대로 버리면 되는 렌즈이며 재사용하지 않기 때문에 세척에 드는 시간과 비용, 수고를 덜 수 있는 편리한 렌즈이다. 매일 새 렌즈를 착용하기 때문에 눈이 편안하고 렌즈의 변형이나 이물질 흡착 등의 문제가 없으며 위생적이다. 운동이나 여행 때에 편리하고 렌즈를 자주 끼지 않는 사람에게 적합하다.

⑦ 식별용 렌즈

렌즈 중앙부분에 색을 넣어 렌즈를 떨어뜨렸을 경우 쉽게 찾을 수 있도록 만든 렌즈이며 최근에는 거의 사용되지 않고 있다.

⑧ 써클, 칼라렌즈

시력교정용과 무도수용 모두 사용되고 있으며 눈동자의 크기와 색깔을 다양하게 연출할 수 있는 미용렌즈이다. 요즘은 시력교정용과 미용용의 착용비율이 5:5가 될 정도로 단순 미용목적 착용이 급격히 증가되고 있는 추세이다. 이는 써클렌즈와 칼라렌즈를 착용한 연예인들이 TV에 출연하여 남다른 개성과 아름다움을 연출하면서부터 직장여성이나 10~20대의 여학생에 이르기까지 젊은 여성의 착용이 급격히 늘어난 까닭이다.

- 써클렌즈(circle C.L)
  - 블랙써클(blackcircle) : 눈동자가 크고 검고 또렷하게 보인다.
  - 링 써클(Ringcircle) : 눈동자의 가장자리 부분만 검게 만들어 눈동자가 크고 또렷하게 보인다.
  - 칼라 써클(colorcircle) : 써클렌즈와 칼라렌즈의 조합으로 가장자리는 검게 하고 중앙부분은 칼라를 넣어 눈동자가 크고 개성 있는 아름다움을 연출한다.
- 칼라렌즈(color C.L)
  - 원(one)칼라 : 단색으로 홍채 부분만 착색
  - 투(two)칼라 : 두 가지 색 조합
  - 쓰리(three) : 세 가지 색 조합

칼라렌즈로는 현재 10여 가지 색상과 여러 가지 무늬의 렌즈가 출시되고 있으며 이중에서 갈색(Brown), 회색(Gray), 청색(Blue), 보라색(violet)등이 주로 사용되고 있다. 같은 칼라의 렌즈라 해도 착용한 사람에 따라 칼라가 조금씩 다르게 나타나는데, 이는 홍체(검은동자)의 색과 렌즈의 색이 혼합되어 나타나고 사람마다 홍체의 색이 조금씩 다르기 때문이다.

써클, 칼라렌즈는 색소가 들어있어서 일반렌즈에 비하여 산소투과율이 떨어지는 경향이 있으므로 뻑뻑함 등의 불편함을 느낄 수 있다. 또한 색소가 각막에 직접 닿으므로 각막상피에 자극을 줄 수도 있으므로 착용시 유의해야 하며 오랜 기간 사용시 탈색이 되는 경우도 있다. 그러나 요즘은 이러한 단점들을 개선하여 산소투과율이 높고 색소가 각막에 직접 닿지 않도록 설계되어 각막자극을 최소화하고 오래 사용하여도 탈색이 되지 않은 제품들이 출시되고 있다.

⑨ 색맹교정용 렌즈

뇌의 색각 분별력을 향상시켜주어 색각 분별에 도움을 주는 역할을 하는 렌즈이다.

⑩ 시력회복용 렌즈

일명 드림렌즈 또는 OK렌즈라고도 하며 렌즈 안쪽 중

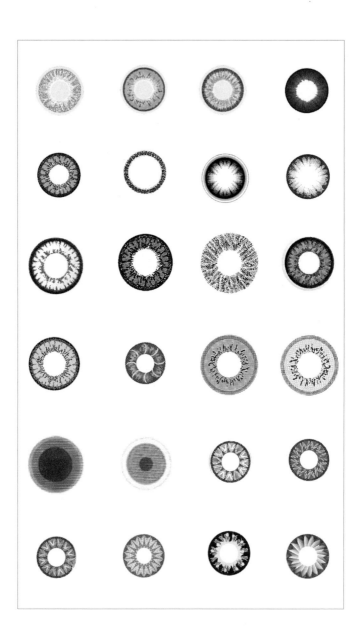

건강한 시력을 위한 안경 · 콘텍트렌즈

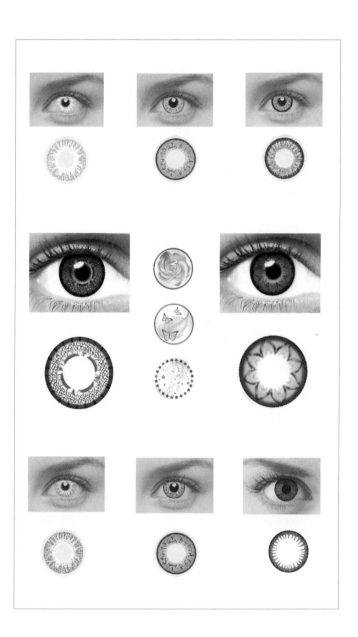

앙 부분을 두껍게 만들어 밤에 잘 때 착용하여 각막을 눌러주는 렌즈를 말한다. 아침에 렌즈를 빼면 잘 보이다가 오후가 되면 눌렸던 각막이 서서히 펴지면서 원래 상태의 각막이 되므로 시력이 떨어지기 시작하는 일시적인 시력향상의 효과가 있다. 시력이 좋아지는 렌즈로 알고 있는 사람도 있으나 큰 의미는 없으며 특수한 경우에만 사용되고 있다.

4. 렌즈의 착용

(1) 착용 전 준비

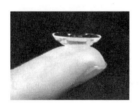 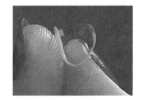

바른모양

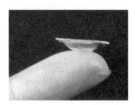 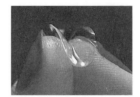

뒤집힌 모양

건강한 시력을 위한 안경 · 콘텍트렌즈

✽ 손을 깨끗이 씻는다. 화장품이나 비누성분이 남아 있지 않도록 흐르는 물에 깨끗이 씻는다.

✽ 깨끗이 세정된 렌즈를 케이스에서 꺼내어 생리식 염수로 헹구어 준다.

✽ 렌즈의 안과 밖 그리고 좌, 우를 확인한다.

(2) 착용 방법

✽ 렌즈를 오른손 둘째 손가락 끝에 올려놓고 세 번째 손가락으로 하안검을 당겨 내려주고 반대편 손으로 상 안검을 올려주어 눈을 크게 한 다음 렌즈를 검은동자에 밀착시킨다(왼손잡이는 왼손 사용). 이때 속눈썹이 렌즈에 닿지 않도록 조심하며 눈에 힘을 주지 말고 정면을 응시 해야 한다.

✽ 각막에 렌즈가 부착되면 하안검부터 놓고 상안검 을 놓는다. 그리고 손가락을 눈에서 떼고 살며시 깜박여

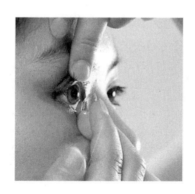

주면 정 위치에 밀착된다. 숙달이 될 때까지는 거울을 보고하는데, 숙달이 되면 대부분 거울 없이도 자유롭게 착용할 수 있다.

(3) 착용 후 관찰

렌즈를 착용한 직후에는 각막상에서의 이동이 불안정하므로 보통 10~30분 후 다음 사항을 관찰한다.

✽ 썬터링이 정확한가.

✽ 렌즈의 움직임이 좋은가. 즉 시선을 돌릴 때 심한 이동현상이 있는지 보며 이동범위는 0.5~2mm 이내가 적당하다.

✽ 시력표를 볼 때 안정적으로 보이는가.

✽ 착용감은 좋은가. 이물감이 적은지, 접히는 현상은 없는지 등을 관찰한다.

(4) 빼는 방법

✽ 오른손 첫째와 둘째 손가락 끝으로 각막에 상처가 나지 않도록 살며시 렌즈를 집어낸다. 잘 안 빠질 경우에는 생리식염수나 인공누액을 점안한 후 빼낸다.

✽ 렌즈를 빼야 할 경우는 다음과 같다.

① 취침하기 전에는 반드시 빼야 한다. 렌즈를 착용한 채로 잠을 자면 산소투과가 원활하지 못하므로 각막신

건강한 시력을 위한 안경 · 콘택트렌즈

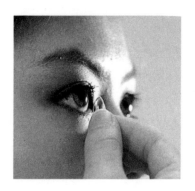

생혈관이 발생하기 쉽다.

② 세안이나 목욕시에 비눗물이 눈에 들어가면 비눗물이 잘 빠져 나오지 않으므로 빼내고 해야 한다.

③ 스프레이식 모기약이나 헤어스프레이 등을 사용할 때 유독성 기체가 눈에 들어가 렌즈에 흡착되기 쉬우므로 빼내고 해야 한다.

④ 안약을 눈에 넣은 경우에는 최소 4시간이 경과한 뒤에 착용해야 하며 안질환이 있을 경우에는 완치 후에 착용해야 한다.

⑤ 이물이 눈에 들어가면 각막상피외상이 발생하기 쉬우므로 이물을 제거한 다음 다시 착용해야 한다. 따라서 먼지가 많이 나는 장소에서는 착용하지 않는 것이 좋다.

5. 렌즈의 관리

(1) 세척

✻ 렌즈의 착용 후에는 반드시 세척을 하여야 한다. 만약 렌즈를 세척하지 않고 단백질이나 지방 등이 흡착된 채로 케이스에 넣어두면 미생물이나 세균의 번식이 왕성할 뿐 아니라 차후 세척할 때 세척효과가 떨어진다. 우리가 옷을 세탁할 때 바로 세탁하면 때가 잘 지지만 찌들은 옷을 그대로 보관했다가 세탁하면 때가 잘 지지 않는 것과 같다.

✻ 세척 전에 손을 깨끗이 닦는 것을 잊지 말아야 한다.

✻ 렌즈를 손바닥에 올려놓고 세정액을 몇 방울 떨어뜨려 손가락으로 가볍게 문질러 닦으며 뒷면도 같은 방법으로 한다.

✻ 세척 후 생리 식염수로 헹궈준다.

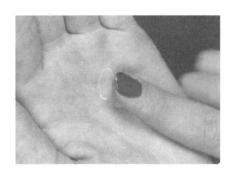

건강한 시력을 위한 안경 · 콘텍트렌즈

(2) 단백질제거

✽ 두 개의 용기에 각각 생리식염수를 채우고 단백질 제거정을 넣고 녹인 다음 렌즈를 넣어 1~2시간 담가두며 그 뒤 세정액으로 세척한다.

✽ 보통 1주일에 1번 정도면 적당하다.

(3) 소독

① 열소독

✽ 케이스에 생리식염수를 채운 다음 깨끗이 세척한 렌즈를 넣어 약 80℃에서 10~15분 정도 가열해 준다.

✽ 식힐 때는 상온에서 서서히 식도록 해야 렌즈의 변형이 생기지 않는다.

✽ 케이스에 넣는 용액으로는 생리식염수 외에 일체 다른 용액을 넣어서는 안 된다.

✽ 보통 1주일에 1번 정도면 적당하다.

② 화학소독

✽ 케이스에 보존액을 채우고 깨끗이 세척한 렌즈를 넣어 4~5시간 이상 담가두면 화학소독이 된다.

✽ 열소독과 화학소독을 함께 하면 렌즈의 변형이 올 수 있으므로 둘 중 하나를 선택하여 한다. 열소독은 번거로움이 따르므로 밤에 잘 때 보존액에 담가만 놔도 되

는 화학소독이 주로 사용되고 있다.

✻ 최근에는 세척, 단백질 제거, 소독, 헹굼, 보존이 한꺼번에 모두 되는 멀티세정액이 많이 사용되고 있으며, 문지르지 않고 담가만 놔도 되는 기능까지 있어 렌즈의 관리가 한결 간편해졌다.

✻ 세척, 소독을 소홀히 할 경우 렌즈에 이물질이 흡착되어 투명도가 떨어지는 것은 물론 수명이 짧아지고 여러 가지 안질환을 초래할 수 있으므로 철저히 관리해야만 한다.

(4) 보관

✻ 케이스에 보존액을 채우고 깨끗이 세정된 렌즈를 넣어 뚜껑을 닫아놓으면 된다. 이때 렌즈가 케이스 뚜껑에 물리지 않도록 조심하여야 한다.

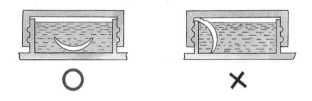

✻ 케이스에 넣는 보존액은 매일 바꿔주는 것이 좋다.
✻ 케이스는 가끔씩 일광소독을 해주고 4~5개월 사용시에는 교체해 주는 것이 좋다.

건강한 시력을 위한 안경 · 콘텍트렌즈

✱ 케이스 세척시 수돗물로 헹구는 경우가 많으나 전용세정액으로 헹궈야 한다. 렌즈 케이스에서 포도상구균이나 녹농균이 주로 발견되는 데, 이는 수돗물이나 오염된 식염수에 의해 발생되는 경우가 대부분이며 이러한 세균이 각막염을 일으키기 때문이다.

6. 유의사항

① 렌즈를 처음 착용했을 때

이때는 어느 정도 적응기간이 필요하다. 사람에 따라서 다르겠으나 눈부심, 이물감, 흐리게 보임, 눈 깜박임의 증가, 충혈 등이 가볍게 나타날 수 있으나 이는 적응 후 서서히 사라진다. 이러한 증상들이 강하게 나타나면 렌즈착용을 중단해야 한다. 드물게는 신경이 예민한 사람은 렌즈착용이 어려운 경우도 있다.

② 착용하자마자 이물감이 느껴질 때

생리식염수나 인공누액을 점안하고 3분 정도 관찰한 다음 계속 이물감이 있으면 렌즈를 빼내어 앞뒤를 확인하고 잘 헹구어 다시 착용한다. 이는 대부분 렌즈에 이물질이 부착되어 들어간 경우이며 앞뒤가 뒤집혀진 경우도 있고, 드물게는 속눈썹이 빠져 함께 들어간 경우도 있으며 여성의 경우 눈 화장품 가루가 묻어 들어간 경우도 있다.

③ 착용 중 이물감이 생길 때

먼지가 들어가 생기는 경우가 대부분이며 이때는 생리식염수나 인공누액을 흘러나올 정도로 충분히 넣어주면 작은 먼지는 쉽게 빠져 나온다. 하지만 이물감이 계속되면 렌즈를 빼낸 후 깨끗이 헹군 다음 다시 착용한다. 아무리 작은 먼지일지라도 각막에 상처를 줄 수 있으므로 즉시 조치해야 하며 공기가 혼탁하거나 먼지가 많은 장소에서는 렌즈착용을 하지 않는 것이 좋다.

④ 착용 중 눈이 뻑뻑하거나 흐리게 보일 때

대부분 렌즈가 건조해져 나타나는 현상이므로 생리식염수나 인공누액을 한두 방울 넣어준다. 바람 부는 야외에서는 쉽게 렌즈가 건조해질 수 있으며 특히 여름철 선풍기나 에어컨 앞에 있는 것은 삼가야 한다.

⑤ 렌즈를 뺐는데도 통증이 있거나 충혈이 있을 때

이러한 증세가 소멸될 때까지 착용을 중단해야 하며 장시간 증세가 계속되면 안과전문의의 진료를 요한다.

⑥ 좌우 도수가 다를 때

좌우가 구별된 케이스를 사용하여 바뀌지 않도록 하여야 하며 바뀌었을 경우에는 바꿔 끼어보면 착용자 스스로 알 수 있으나, 구별이 잘 안되는 경우에는 안경원에 방문하여 확인해야 한다.

⑦ 렌즈가 딱딱해졌을 때

렌즈가 공기 중에 노출되면 딱딱하게 굳어져 깨지기 쉬운 상태가 된다. 이때는 즉시 생리식염수나 보존액에 충분히 담가 놓아 원래의 부드러운 상태가 되면 다시 착용한다. 그러나 오랜 시간이 경과하여 부드러운 상태가 회복되어도 변형이 되어 사용할 수 없는 경우도 있다.

⑧ 보관해 오던 렌즈를 다시 착용할 때

오랫동안 착용하지 않고 보관해 오던 렌즈는 대부분 미생물이나 세균이 증식된 경우가 많으므로 철저히 세척 소독을 한 다음 착용해야 하며 상태가 좋지 않으면 착용하지 않는다.

⑨ 렌즈를 착용한 채로 잠을 잤을 때

렌즈를 착용한 채로 잠을 잔 후 일어나면 눈이 붓고 충혈되고 눈곱이 많이 끼는 등의 증세가 나타나는 경우가 많다. 이때는 당황하지 말고 차분하게 렌즈를 빼어야 한다. 렌즈가 잘 안 빠질 경우에는 생리식염수나 인공누액을 충분히 넣어 준 다음 빼어야 한다. 그 다음 렌즈를 깨끗이 세척하고 눈을 깨끗이 닦고 휴식을 준 다음 다시 착용한다.

⑩ 렌즈를 착용하고 수영을 하지 않는다

수영장에서는 각종 눈병에 감염되기 쉬우며 렌즈를

착용하고 있으면 눈의 정화작용에 제한을 받아 세균이 렌즈와 눈 사이에 오래 머물게 되므로 각종 염증을 유발하기 쉽다. 부득이 렌즈를 착용해야 한다면 일회용 렌즈를 착용하고 수영중 눈에 물이 들어가지 않도록 하며 수영이 끝나면 바로 빼내어 버린다.

⑪ 렌즈를 착용한 채로 목욕이나 세수를 할 때

목욕탕에서는 되도록 렌즈를 빼는 것이 좋으며 간단한 세수를 할 때에도 눈에 물이 들어가면 물과 함께 렌즈가 빠질 수도 있으므로 조심해야 한다. 특히 비눗물이 들어갔을 때는 비눗물이 잘 빠져 나오지 않으므로 충혈을 일으키기 쉽다. 이런 경우에는 렌즈를 뺀 후 눈과 렌즈를 잘 헹군 다음 다시 착용해야 한다.

⑫ 안질환이 있을 때

안질환이 있을 때는 반드시 완치 후 착용하는 것을 원칙으로 하며 안약을 넣은 경우에는 최소 4시간이 지난 후에 착용해야 한다.

⑬ 손톱

오른손(왼손잡이는 왼손) 첫째, 둘째 손가락의 손톱은 반드시 짧게 잘라야 한다. 이는 렌즈를 넣거나 뺄 때 그리고 세척할 때 손톱에 의하여 렌즈에 흠집이 생기거나 찢어지는 것을 방지하기 위함이다. 드물게는 각막에 상처

건강한 시력을 위한 안경·콘텍트렌즈

가 나는 수도 있으므로 주의해야 한다.

⑭ 화장품

여성의 경우 화장품 특히 마스카라나 아이섀도 그리고 헤어스프레이가 렌즈에 묻지 않도록 주의해야 한다.

⑮ 렌즈를 낀 채로 눈을 비비지 않는다.

렌즈를 낀 채로 눈을 비비면 마찰에 의하여 각막상피 외상을 일으키기 쉽다.

⑯ 렌즈가 눈에서 보이지 않을때

렌즈가 안구 뒤쪽으로 들어가는 경우는 없으므로 당황하지 말아야 한다. 이는 가장자리 부분에 달라붙어 있는 경우이거나 이미 빠져버린 경우이다.

⑰ 생리식염수

생리식염수는 개봉되었을 경우 세균증식이 빠르므로 뚜껑에 손이 닿지 않도록 하고 냉장고에 넣어두고 사용하면 좋다. 또한 오염된 식염수를 사용하면 충혈이 되기 쉽다. 따라서 점안할 때에는 되도록 인공누액을 사용하는 것이 좋다.

⑱ 렌즈와 안경의 병행착용

보통 렌즈는 10시간 이내의 착용이 좋으며 안경과 교대로 착용하는 것이 좋다. 외출시 렌즈를 착용하고 집에

와서는 안경을 착용하는 것도 좋은 방법이다. 장기간 렌즈만 착용했을 경우에 여러 가지 안질환을 유발할 수도 있으며 각막이 얇아지는 경우도 있다

⑲ **임신**

임신 중에는 호르몬의 변화로 각막손상과 감염의 위험이 높아지므로 되도록 렌즈를 착용하지 않는 것이 좋다.

⑳ 렌즈 착용시 의문점이 있으면 대충 넘어가지 말고 반드시 안경사에게 상담하여야 한다.

7. 렌즈와 안경의 비교

① 시야가 넓다.

② 겨울철에도 김서림이 없다.

③ 외관상 표시가 나지 않아 미용적으로 좋으며 특히 안경에 대한 콤플렉스가 있는 사람에게 좋다.

④ 안경테에 의한 압박, 무게, 피부접촉이 없다.

⑤ 운동선수, 요리사, 연예인 등 직업적으로 안경착용이 어려운 경우에 좋으며 활동성이 뛰어나다.

⑥ 좌우 시력의 차가 커도 망막상의 크기 차이가 축소되므로 안정피로가 없다.

⑦ 고도근시인 경우 물체가 작게 보이는 왜곡현상이 없다.

⑧ 눈동자와 같이 움직이므로 프리즘현상이 나타나지 않는다.

⑨ 고도근시나 고도원시일 때 전교정해도 안정피로가 없다.

⑩ 가벼운 원추각막이나 각막외상 등 각막변성에 의한 부정난시인 경우 눈물의 작용으로 교정이 좋다.

각종 안질환은 2차 감염과 시력저하를 유발하는 경우가 많으므로 안과 전문의의 치료가 필요하다.

제9장

시력저하를
유발하는 안질환

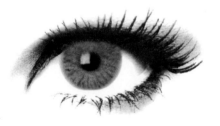

안질환 분야는 필자의 전문분야가 아니다. 그러나 각
종 안질환으로 하여금 시력저하를 유발하는 경우가 많
고 특히 각막, 전방, 수정체, 초자체, 망막, 포도막, 시
신경 등의 이상은 직접적인 시력저하를 불러일으키므로
독자들의 이해를 돕기 위하여 간략하게 요약해 본다.

일단 안질환이 발생하면 완치될 때까지 콘텍트렌즈의
착용을 중단하고 안경을 착용해야 한다. 또 2차 감염과
시력저하를 막기 위해서는 안과 전문의의 치료를 받아
야 한다.

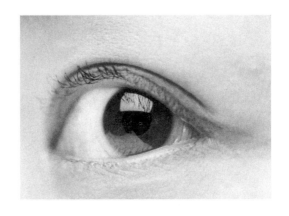

건강한 시력을 위한 안경 · 콘텍트렌즈

1. 각막의 질환

(1) 각결막염

✱ 각막은 지각신경이 많으므로 먼지만 들어가도 통증을 느끼고 눈물을 흘리게 된다. 이 같은 작은 상처를 통한 바이러스 침입으로 감염성염증이 발생하면 우리 눈은 투명성을 상실하고 백색으로 혼탁해지며 시력저하가 나타나고 심하면 각막궤양까지 올 수 있다.

✱ 매년 봄철 중국과 몽골지역에서 발생하는 황사에는 각종 오염물질이 섞여 있어 눈에 들어올 경우 각결막염을 일으키곤 한다. 따라서 황사가 날리면 콘텍트렌즈의 착용을 중단하고 안경을 착용해야 하며 굴절이상이 없는 사람도 선글라스나 보안경을 착용해야 한다.

(2) 알레르기성 각결막염

봄철에 주로 발생하는 알레르기성 각결막염은 꽃가루, 풀, 곰팡이, 동물의 털, 집진드기 등에 의하여 발생한다. 증상은 눈이 가렵고 충혈 되며 따갑고 끈끈한 분비물이 나오며 눈이 붓기도 한다.

알레르기를 유발하는 물질에 노출되는 것을 피하고 특히 바람 부는 날의 외출을 피하는 것이 좋다. 외출시에는 안경이나 선글라스를 착용해야 하며 청소와 환기를 자주해야 한다.

(3) 유행성 각결막염

여름철에 많이 발생하며 전염성이 매우 강하여 한 사람이 감염되면 온 식구가 감염되기 쉽다. 눈물이나 눈곱 등 분비물에 들어있는 아데노바이러스에 의하여 공공장소에서 쉽게 전염된다. 눈곱이 많이 나와 자고 일어나면 눈곱이 달라붙어 눈이 잘 떠지지 않고 눈이 붓고 충혈 되며 눈에 모래가 들어간 것 같은 이물감, 가려움, 통증이 온다. 귀 밑이나 턱 밑의 임파선이 붓기도 하며 감기증상을 동반하기도 한다. 2차 감염을 막기 위해선 반드시 치료를 받아야 하며 대개 3~4 주가 지나야 증상이 없어진다.

✽ 발생시 주의할 점

① 가렵다고 비비는 것은 오히려 눈에 자극을 주어 악화시킬 수 있다.

② 안대는 바이러스의 증식을 도와주므로 사용하지 않는 것이 좋다.

③ 술이나 과도한 운동은 삼간다.

④ 수돗물이나 소금물로 눈을 씻으면 오히려 눈에 자극을 주어 악화될 수 있다.

⑤ 냉찜질을 하면 증세완화에 도움이 된다.

✻ 전염을 막기 위한 방법

① 외출 후에는 반드시 비누로 흐르는 물에 손을 깨끗이 닦는다.

② 직장, 학교, 수영장, 목욕탕, 영화관 등 공공장소의 접촉이 많은 곳은 피한다.

③ 음식점의 물수건, 지하철이나 버스의 손잡이 등에 접촉하지 않는다.

④ 세숫대야, 수건, 컵 등은 따로 쓴다.

(4) 급성출혈성 결막염(아폴로눈병)

엔테로바이러스에 의하여 공공장소에서 쉽게 전염되며 전염성이 매우 강하다. 안통, 눈부심, 결막하출혈, 이물감 등이 나타나며 끈끈한 눈 분비물이 자주 나오고 심하면 무력감, 근육통이 온다. 2차 감염을 막기 위해선 반드시 치료를 받아야 하며 대개 1~2주가 지나야 증상이 없어진다. 주의할 점과 전염을 막기 위한 방법으로는 유행성각결막염과 같다.

(5) 자외선 각막염

여름철 해안의 모래사장 반사, 수면 반사, 스키장 등에서의 설면 반사 등의 강한 자외선과 용접시에 나오는 강한 자외선은 작업자는 물론 바라보던 사람에게까지

각막상피손상을 입힌다. 수 시간 후에 눈이 붓고 충혈되며 눈물이 나며 통증이 온다. 대개 치료 후 2~3일이면 증상이 없어지며 자외선차단기능이 있는 선글라스나 고글을 반드시 착용해야 한다.

(6) 안구건조증

안구건조증은 눈물 생성이 부족한 경우와 눈물이 과다하게 건조되는 경우가 원인이다. 눈에 모래가 들어간 것 같은 이물감과 뻑뻑함, 가려움, 충혈 등이 나타나며 바람이나 연기에 예민해진다. 독서, 컴퓨터, TV시청, 운전 등을 장시간 했을 경우 심하게 나타나며 오후에 더 심해진다. 증세가 있으면 인공누액을 점안해야 하며 심한 경우에는 누도폐쇄수술을 하여 눈물이 빠져나가는 것을 막아줘야 한다. 눈물이 많이 나오면서 안구건조증이 있을 때는 대부분 결막이완증이며 결막수술을 해야 한다.

(7) 외상

이물이나 화공약품이 튀어 들어갔을 때 또는 작은 이물일지라도 눈을 손으로 비벼 이물이 박혔을 때는 심한 경우 실명이 되는 수도 있으므로 즉시 치료를 받아야 한다.

(8) 변성

✻ 원추각막증

각막 중심이 얇아지면서 앞으로 돌출된 형태를 말하며 심하면 천공이 된다. 20대에 발생되는 경우가 많으며 시력감퇴가 온다. 콘텍트렌즈를 착용하는 것이 좋으며 심하면 각막이식을 해야 한다.

✻ 수포성각막증

녹내장이나 백내장 수술 후 또는 노인성으로 발생하며 시력장애가 심하게 나타난다.

✻ 각막노인환

각막 가장자리에 백색의 테두리가 생기며 시력에는 별 영향이 없다.

✻ 익상편

코 쪽 결막에서 두꺼운 조직이 각막 쪽으로 자라 들어가는 것으로 동공부까지 덮이면 시력저하가 발생되며 수술치료로 제거한다. 수술 후 재발되는 경우가 있으며 이를 막기 위하여 스테로이드 성분의 안약을 점안한다.

(9) 각막이식

각막이식은 바이러스에 의한 각막혼탁, 녹농균이나, 폐렴균에 의한 각막염, 외상, 화상, 약물중독, 수포성각막증, 원추각막 등으로 시력장애가 심하게 나타났을 경우에 교정이나 치료가 불가능할 때에는 기존각막을 제거하고 다른 각막을 이식한다. 각막은 혈관이 없기 때문에 혈액형과 관계없이 이식할 수 있다. 원인불명의 변사자, 감염증세가 있는 자, 라식수술을 받은 사람의 각막은 이식에 사용되지 않는다. 각막이식에 가장 좋은 상태는 사후 5시간 이내에 적출하여 48시간 이내에 이식을 해야 하며 20~40세의 젊은 사람의 각막이 가장 좋다.

이식 후 1~2주일이면 시력이 정상으로 나오며 성공률은 90% 이상으로 알려져 있다. 현재 각막조직을 공급하는 안은행이 운영되고 있으나 충분한 양이 공급되지 못하는 실정이어서 일반사회의 이해와 참여가 절실히 요구되고 있다.

2. 전방의 질환

홍채에 염증이 생기면 전방수가 혼탁해져 시력저하가 오게 되는데, 외상에 의한 출혈로 전방에 피가 고이는 경우가 대부분이다.

3. 수정체 질환

(1) 백내장

수정체가 혼탁해져 투명성을 상실한 상태를 백내장이라 한다. 성인 실명의 가장 많은 요인으로 주로 노인성으로 오며 당뇨병, 내분비계 질환, 외상으로 오기도 하며 선천성인 경우도 있다. 혼탁이 시작되는 부분이 중심부일 경우에는 바로 시력장애가 나타나고, 주변부 일경우에는 점차 시력장애가 나타난다. 혼탁은 통증 없이 진행되며 초기일 때는 약을 복용하거나 눈에 점 안액을 점안하여 진행 속도를 지연시키고 진행이 되어 과숙기에 이르면 혼탁된 수정체를 적출하고 인공수정 체를 삽입하는 수술을 해야 한다.

다른 질병과 달리 조기수술이 좋지 않은 이유는 백내 장 수술 후에는 눈의 조절력이 상실되고 시야의 변화 및 양안 단일시 기능저하 등으로 시생활에 불편이 매우 크 기 때문이다. 수술 후에는 주로 인공수정체를 삽입한다.

비타민 B1, B2, E 영양제를 장기복용할 경우 백내장 의 진행을 늦출 수 있다는 연구결과가 발표된 적이 있으 며, 수술을 하였을 때 당뇨병 등 다른 질환이 없을 경우 에는 90% 이상이 시력개선 효과가 나타난 것으로 알려 져 있으며 정상시력이 나오지 않을 경우에는 부족한 만 큼 보충해주는 안경을 착용하는 것이 좋다.

건양의대 김안과 병원의 분석에 따르면 1996년에 전 체 백내장 발생의 32.5%가 70대에서 발생하였으나 2004년에는 60대에서 34.3%, 50대에서 15.3%로

50~60대에서 전체 백내장 발생의 49.6%를 차지하는 것으로 나타났다.

이와 같이 백내장 발생의 연령이 점차 낮아지고 있는 것은 백내장 수술의 발달로 수술하는 사람이 증가한 것과 외부활동의 증가로 자외선에 노출되는 사람의 증가가 원인으로 분석되고 있으며, 따라서 백내장이 나타나기 쉬운 중년 이후에는 정기적으로 시력측정과 안압측정을 해봐야 한다.

(2) 탈구

수정체가 제자리를 벗어난 변위상태를 탈구라고 하며 외상에 의한 것과 내인성에 의한 것이 있으며 수술 치료를 받아야 한다.

4. 초자체 질환

초자체에 혼탁이 심하게 오면 시력저하가 나타나며 혼탁이 작을 경우에는 시력저하 없이 비문증이 나타난다. 비문증이란 광선이 동공으로 들어올 때 그늘로써 망막에 맺어져 먼지가 떠다니거나 혹은 곤충이 날아다니는 것처럼 느껴지는 현상을 말한다. 눈에 충분한 휴식을 주면 일시적으로 증세가 없어지기도 하는데 특별한 치료법은 없는 것으로 알려져 있다.

건강한 시력을 위한 안경 · 콘텍트렌즈

5. 망막의 질환

(1) 망막혈관 폐쇄증
망막은 지각신경이 없으므로 통증은 느껴지지 않으나 수분 내에 실명된다. 노인성으로 오며 한쪽 눈에 오는 경우가 많다.

(2) 중심정 망막증
과로나 스트레스에 의하여 발생되며 보통 0.5정도까지 시력이 저하된다. 장년층에서 많이 나타난다.

(3) 변시증
백색 벽면이나 책의 지면 또는 맑은 하늘을 볼 때 둥근 암점이 보인다.

(4) 망막 동맥경화증, 고혈압성 망막증
심한 시력저하가 오며 혈압의 조절 외에 다른 치료가 없다. 임신중독일 경우에는 중절수술을 해야 할 때도 있다.

(5) 당뇨병성 망막증
당뇨병에 의한 합병증으로 오며 심한 시력저하 또는 실명에 이른다. 당뇨병이 있는 사람은 평소에 혈당조절과 관리에 힘써야 한다.

(6)망막박리

망막이 초자체가 있는 안쪽으로 떨어진 상태를 말하며 심한 시력저하 또는 실명에 이른다. 고도근시에서 많이 발생되고 백내장 수술 후에도 올 수 있으며 노인에게서 많이 발생된다. 수술치료를 해야 한다.

(7) 망막아세포증

망막에 발생하는 악성종양으로 3세 미만의 어린아이에게서 주로 발생한다.

(8) 색소성 망막변성증

유전성 질환으로 혈족끼리의 결혼시 발생하는 수가 많으며 야맹증, 시야협착, 시력저하가 오며 특별한 치료법은 없는 것으로 알려져 있다.

(9) 미숙아 망막증

신생아를 보육기에서 산소를 과잉 흡입시켰을 때 발생한다.

(10) 망막황반변성증

망막 황반부가 서서히 변성되는 것으로 노인층에서 자외선에 노출이 많은 경우에 주로 발생하며 최근에는 젊은층까지 발생되고 있다. 백내장, 녹내장과 함께 3대

건강한 시력을 위한 안경 · 콘텍트렌즈

실명 안질환 중 하나이다. 특별한 치료법은 없으며 눈에 휴식을 자주 주고 외출시 자외선 차단 선글라스를 착용하는 것이 좋다. 최근 연구결과 보고에 의하면 흡연자가 비흡연자보다 발병률이 상당히 높은 것으로 나타났다. 흡연이 폐암과 심장질환을 일으킨다는 것은 널리 알려져 있지만 실명 위험이 높은 황반변성까지 일으킨다는 새로운 사실이 밝혀졌으므로 예방을 위하여 금연을 하는 것이 좋다.

(11) 망맥락막 위축

망막이나 맥락막의 염증, 결핵, 매독 등으로부터 오기 쉬우며 고도근시에서 주로 나타나고 시력저하가 오며 안경교정도 제한적이다.

6. 포도막 질환

(1) 포도막염

결핵, 매독, 류마티스성 관절염 등으로부터 오기 쉽다. 홍채염은 안통, 눈부심, 시력저하가 오고 모양체염은 충혈, 녹내장, 백내장이 오며 실명에 이를 수 있고 맥락막염은 초자체 혼탁을 일으켜 시력저하가 온다.

(2) 포도막 종양

신체 다른 부위의 악성 종양이 전이 되어 일어난다.

7. 시신경 질환

(1) 시신경염

다른 질병의 합병으로 오는 경우가 많으며 발병과 동시에 통증과 급격한 시력저하가 온다.

(2) 시신경 위축

시신경염이 심해지면 시신경 위축이 오며 시력저하를 회복시킬 수가 없다.

(3) 시신경 장애

시신경으로 가는 혈류가 막혀서 발생되며 실명이 될 수가 있다. 최근에는 비아그라 등의 발기부전치료제 부작용으로 복용자의 시력이 약화되어 드물게는 실명에 이른 예가 나타나기도 했다. 따라서 미국식품의약국 (FDA)에서는 "복용 후 시력이 약화돼 실명에 이를 수 있다"라는 경고문의 부착을 명령하고 있으니만큼 무분별한 복용을 삼가해야 할 것이다. 이것은 비동맥전방국소 빈혈성 시신경장애(ANION)이다.

(4) 뇌신경 질환

뇌종양, 뇌혈관장애, 뇌막염, 뇌출혈, 뇌염 등으로부터 오며 대뇌의 지각능력이 떨어져 시력저하가 온다.

8. 안압의 이상

방수의 생산과 유출이 균형을 이루어야 하는데 이 균형이 깨져 안압이 상승하여 시야협착과 시력저하가 오는 것을 녹내장이라 한다. 40세 이상에서는 안압측정이 반드시 필요하며 안압이 올라가면 즉시 약물치료나 수술치료를 받아야 한다.

✽ 속발성 녹내장

홍체염, 모양체염, 수정체 이상, 안저출혈, 안내종양 등이 원인이 되어 발생하며 실명에 이른다.

✽ 원발성 녹내장

방수의 유출이 잘 되지 않아 발생한다. 만성인 경우에는 자각증상이 없고 시야협소 및 시력저하에 이어 실명에 이른다. 급성인 경우에는 안통, 두통, 구역질, 시력저하가 오고 방치하면 수일 내 실명에 이르며 노인 또는 신경질적인 여자에게서 많이 발생한다.

✽ 선천성 녹내장

안구가 안압에 부풀어져 소의 눈 같은 우안상태가 되

며 눈부심과 눈물을 많이 흘려 안질로 생각하기 쉽다. 출생시 또는 생후 1년 이내에 발생하며 치료시기를 놓치면 실명한다.

9. 기타질환

(1) 안검하수

상안검 즉 위쪽 눈꺼풀이 처지는 것을 말하며 처진 눈꺼풀이 시축을 가리게 되어 정상적인 시생활이 어렵게 된다. 처진 상안검을 올려주는 수술치료를 받으면 되는데 시일이 오래 경과되어 다시 처지는 경우도 있다

(2) 안검내반

속눈썹의 전부 또는 일부가 눈을 찌르는 현상을 말하며 결막이나 각막상피에 상처가 나고 결막충혈, 눈물흘림, 이물감, 눈부심, 통증의 증상이 쉽게 나타난다. 이것을 그대로 방치하게 되면 2차적인 감염 또는 시력저하를 일으키기도 한다. 대개는 간단하게 찌르는 속눈썹만 제거하는 치료를 받으면 되나 심한 경우에는 수술치료를 받아야 한다.

(3) 뇌성마비, 정신박약, 청각장애, 중증심신장애 등에서 합병으로 시력저하가 오는 경우가 있다.

건강한 시력을 위한 안경 · 콘텍트렌즈

(4) 공장에서 나오는 폐기물, 농약에 오염된 음식물, 대기오염 등의 공해로 인하여 시력저하가 오는 경우도 있다.

혹사 당하고 있는 우리 눈, 가장 필요한 것은 휴식입니다.

제10장

건강한 시력을
유지하는 방법

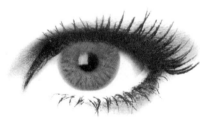

시력을 나빠지게 하는 요소는 우리 주변에 온통 널려 있다. TV, 컴퓨터, 휴대폰, 조명, 운전, 학습, 과로, 음식물, 공해 등 일상생활 속의 모두가 눈을 혹사시키고 있는 것이다. 여기에 제시된 방법들을 하나하나 체크해 보고 실천하면 반드시 건강한 시력을 유지하는 데 많은 도움이 될 것이다.

(1) 눈의 피로방지

① 눈의 과로를 피하며 충분한 수면으로 눈에 적당한 휴식을 준다. 눈이 과로하고 수면이 부족하게 되면 눈이 시고 충혈이 쉽게 되며 머리가 무거운 경우를 느낀 사람들이 많다. 부득이 이런 경우에는 틈나는 대로 잠시 눈을 감고 눈에 휴식을 주는 것이 좋다.

② 독서나 근업은 너무 오래하지 말며 약 1시간 정도 눈을 사용하면 10분 정도는 눈에 휴식을 준다. 독서나 근업을 장시간 하게 되면 여러 가지 안정피로가 발생하게 되고 눈의 피로가 누적되므로 반드시 1시간에 10분 정도씩은 눈에 휴식을 줘야 한다.

③ 독서나 근업시 적당한 거리를 유지한다. 너무 가까운 거리에서 독서나 근업을 하게 되면 눈의 조절작용이 과로하게 되므로 적당한 거리를 유지하여 눈에 무리가 가지 않도록 해야 한다.

건강한 시력을 위한 안경 · 콘텍트렌즈

④ TV는 시청거리와 시간에 주의한다.

✱ 시청거리는 화면 크기의 7~10배 거리가 좋으며 대략 2m 이상에서 떨어져서 본다.

✱ 화면의 높이는 눈보다 약간 아래가 좋으며 너무 옆에서 보지 말고 최대 45° 이내에서 본다. 화면이 눈보다 높으면 눈을 치켜떠야 하므로 눈이 쉽게 피로하게 되며 옆에서 보는 것도 눈을 쉽게 피로하게 만든다.

✱ 눕거나 엎드려서 보지 않는다. 눕거나 엎드려서 보는 것도 눈을 쉽게 피로하게 만들므로 바른 자세로 보는 것이 좋다.

✱ 시청시간은 1시간 이내로 하고 10분쯤 휴식을 준 후 다시 보도록 한다.

✱ 화면을 잘 조정하여 겹쳐 보이거나 흔들림 없는 선명한 화면으로 본다.

✱ 콘트라스트는 너무 강하지 않도록 한다.

✱ 주변 밝기는 20~50룩스 정도가 좋으며 주변 조명을 끄면 눈이 쉽게 피로해진다.

✱ 밝은 창이나 전등이 화면에 반사되지 않도록 한다.

✱ 화면이 너무 작은 것은 피한다.

✱ 브라운관에서 전자파가 발생되므로 시청시에는 전자파차단 기능이 있는 안경을 착용하는 것이 좋다.

⑤ 컴퓨터 사용시에 눈에 피로가 누적되지 않도록 1시간 정도 사용하면 10분 정도는 눈에 휴식을 줘야 하며 TV시청과 마찬가지로 전자파차단 안경을 착용하는 것이 좋다.

⑥ 휴대폰을 이용한 문자 보내기나 오락은 흔들리는 차 안에서 하지 않는다. 요즘은 전철이나 버스뿐만 아니라 걸어 다니면서도 끊임없이 문자를 보내거나 게임을 하는 청소년들을 많이 볼 수 있는데, 휴대폰의 글자나 그림은 너무 작아 눈에 피로가 가중되기 쉽고 TV나 컴퓨터와 마찬가지로 전자파의 양향을 받으므로 특히 유의해야 한다.

⑦ 눈 운동을 하면 시력이 좋아진다고 하여 이를 시행하는 경우가 있으나 오히려 눈의 피로를 가중시켜 시력을 악화시킬 위험이 있으므로 눈 운동보다는 차라리 눈에 휴식을 주는 것이 더 효과적이다.

(2) 올바른 학습

① 활자가 너무 작든가 인쇄가 조잡한 것 그리고 종이가 반사되는 것은 피한다.

② 책상이나 의자는 몸에 맞는 것을 사용한다.

③ 자세를 바르게 하고 머리를 너무 숙이지 않는다.

④ 눈과 책과의 거리는 30~40cm 정도로 한다.

⑤ 눕거나 엎드린 자세는 피하며 책은 시선과 직각이 되도록 한다. 따라서 독서대를 사용하면 좋다.

⑥ 흔들리는 차 속에서의 독서는 하지 않는다.

⑦ 연필은 진한 것을 사용하며 너무 작게 쓰지 않는다.

⑧ 전기스탠드 같은 간접조명이 필요하며 좌측 약간 위쪽에 놓아 그림자가 생기지 않도록 하고 빛이 직접 눈에 들어오지 않도록 하며 책에 반사되지 않도록 한다.

⑨ 1시간 정도마다 10분 정도는 멀리보거나 잠시 눈을 감고 휴식을 준다.

(3)적당한 조명

① 자연광이 좋으나 부족하면 인공광을 사용한다.

② 독서시에는 200룩스 이상이 필요하며 세밀한 근업시에는 500룩스까지 필요하다.

③ 직사광선 또는 전구가 노출되거나 반사되는 것을 피하며 눈이 부시지 않도록 한다.

④ 그림자가 생기지 않도록 하며 방 전체조명과 함께 국소조명도 필요하다.

(4) 전신건강유지

① 편식, 과식을 피하고 균형 있는 영양을 섭취하도록 한다.

② 규칙적인 운동을 하며 가끔씩 일광욕을 한다.

③ 규칙적인 생활을 하여 전신건강을 유지한다.

④ 비타민A, B, D의 섭취가 중요하며 단 음식은 피하도록 한다.

비타민과 눈의 질병

비타민명	부족하면 생기는 병	포함되어 있는 식품
비타민 A	야맹증	간유, 계란 노른자, 버터, 상추, 호박, 시금치, 토마토, 고구마
비타민 B	시신경 기능장애, 조절쇠약, 조절마비, 광선공포증	쌀겨, 효모, 간유, 우유, 땅콩, 포도
비타민 D	각막연화, 각막염	간유, 버섯, 효모, 생선

(5) 정기적인 시력측정

① 취학 전에 반드시 시력측정을 받아본다. 시력의 발달은 대부분 6세 정도가 되면 1.0 정도의 정상시력이 되므로 시력측정을 받아보아 정상시력으로 발달이 됐는지 확인해봐야 한다. 이보다 더 어릴 때는 아이들의 행동을 주의 깊게 살펴보아 이상 징후가 의심될 때에는 반드시

안과나 안경원에 가서 시력 측정을 해 보아야 한다.

② 성장기인 24세 미만은 1년에 2회씩 정기적인 시력 측정을 받는다. 초등학교 입학 때부터는 급격한 성장이 이루어지므로 시력의 변화가 급격히 오는 수가 많다. 예를 들면 한 달 전에 시력을 측정했을 때는 0.8정도가 나왔는데 한 달만에 0.6으로 그리고 한 달 후에는 0.5로 떨어진 경우도 많다. 따라서 성장이 완료되는 24세까지는 1년에 2회씩 정기적인 시력측정이 반드시 필요하다.

③ 24세 이상 성인은 1년에 1회씩 정기적인 시력측정을 받는다. 성인의 경우는 급격한 시력 변화가 거의 없으므로 1년에 한번 정도만 시력을 측정해 봐도 무리가 없다. 그러나 40세 이후에는 백내장이나 녹내장이 발생될 수 있으므로 안압측정 등 정기적인 시력측정과 안과 진료가 필요하다.

④ 굴절이상이 없는 경우도 정기적인 시력측정이 필요하며 굴절이상으로 안경이나 콘텍트렌즈를 착용하고 있는 사람은 반드시 정기적인 시력측정에 의한 도수조정이 필요하다. 도수조정이 필요한 데도 맞지 않는 도수로 계속 착용하게 되면 여러 가지 안정 피로가 발생되므로 시력의 악화를 진행시킬 수 있다.

(6)바른 안경착용

① 시력이 나쁜 경우에만 굴절이상이 있는 것은 아니다. 시력은 좋으나 눈물이 난다든지, 충혈이 자주 된다든지, 눈의 피로가 쉽게 온다든지, 머리가 아프다든지 하면 경도의 난시나 원시인 경우가 많으므로 안경을 착용하는 것이 좋다.

② 나안시력이 초등학생의 경우에는 0.7이하, 중고등학생의 경우에는 0.8이하에서는 되도록 빨리 교정안경을 착용하는 것이 시력발달에 좋다. 0.7또는 0.8이상이지만 정상시력에 미치지 못하는 경우는 2~3개월 주의 깊게 관찰해봐야 하며 정상시력으로 회복이 되지 않으면 빠른 조치가 필요하다.

③ 근시는 먼 곳은 잘 안 보이고 가까운 곳은 잘 보이므로 중등도 이하의 근시에서는 가까운 곳을 볼 때 오히려 안경 도수만큼 조절력이 필요하게 되므로 근업이나 독서 등 가까이 볼 때는 원칙적으로 쓰지 않는 것이 좋다.

④ 고도근시나 원시는 명시거리가 매우 가까우므로 항상 쓰는 것이 좋다.

⑤ 난시가 있는 경우에는 경도난시라 하여도 항상 쓰는 것이 안정피로가 발생되지 않으므로 항상 써야 한다.

⑥ 노안인 경우에는 근업이나 독서를 할 때 노안경을 쓰지 않고 억지로 보려하거나 눈에 맞지 않는 노안경을 쓰게 되면, 여러 가지 안정피로가 발생되어 노안의 진행을 촉진시킬 수 있으므로 자신에게 맞는 정확한 노안경을 착용하는 것이 좋다.

⑦ 안경착용 중 안경이 기울어지거나 중심이 흐트러지면 광학중심이 눈과 맞지 않게 되며, 난시인 경우에는 난시축이 이동되므로 안경원을 방문하여 바르게 조정하여 착용해야 한다.

(7) 기타

① 야외 활동을 하는 경우와 직업적으로 유해광선을 접하는 사람은 반드시 자외선 차단기능이 있는 유색안경을 착용하는 것이 좋다.

② 선글라스는 길거리나 패션매장 등에서 마구잡이식으로 판매되고 있는 불량저질제품을 착용할 경우 시력을 저하시킬 위험이 있으므로 안경사의 도움을 받아 정품 선글라스를 착용해야 한다.

③ 안상해가 일어날 수 있는 산업장에서 일하는 근로자는 각종 안상해를 예방하기 위하여 고글이나 안전안경을 착용해야 한다.

④ 황사나 알레르기에 의한 안질환을 예방하기 위해

선 외출시 선글라스나 보호안경을 착용하는 것이 좋다

⑤ 각종 안질환이 발생하면 2차 감염이 되어 시력저하가 발생되지 않도록 적절한 치료를 받아야 한다. 특히 전염성이 강한 유행성 각결막염이 발생하면 전염이 되지 않도록 각별히 유의해야 한다.

⑥ 40세 이상이 되면 정기적인 안압측정이 필요하며 각종 공해로부터의 적절한 대처가 건강한 시력을 유지하는 방법이다.

건강한 시력을 위한 안경 · 콘텍트렌즈

■ 책을 마치면서

우리나라 국민의 안경 착용률 조사에 따르면 1997년에 38%였던 것이 1999년에는 42%, 2002년에는 44%, 그리고 2005년인 금년에는 46%가 시력보정용 안경이나 콘텍트렌즈를 착용하고 있는 것으로 나타났다. 이로 볼 때 단순 미용 목적의 착용 인구까지 합하면 전국민의 절반 이상이 안경이나 콘텍트렌즈를 착용하는 것으로 예상할 수 있다.

이는 TV를 거쳐 컴퓨터와 핸드폰 등의 급격한 보급으로 우리 눈이 잠시도 휴식을 갖지 못한 채 혹사당하는 현실 즉 문명이 발달할수록 안경 착용자도 점점 늘어만 갈 수밖에 없는 현실 속에서 살고 있기 때문이다. 필자는 25년을 일선 현장에서 일해 왔다. 수많은 사람들과 직접 접하면서 안타까운 일도 많았고 기쁜 일 또한 수없이 많이 겪어왔다.

안경을 써야 하는데 경제적으로 어려워 못쓰는 사람.

귀여운 자식이 안경 쓰는 것이 외관상 좋지 않다고 차일피일 미루다가 점점 시력이 떨어져 한탄하는 사람.

신경이 매우 예민하여 안경의 도수를 조정하기가 어려운 사람.

나이가 들었어도 아직 노안경을 쓸 만큼 늙지 않았다며 버티다가 오히려 노안의 진행이 빨라진 사람.

뜨거운 목욕탕에 끼고 들어가 코팅막이 벗겨진 사람.

애완용 강아지가 안경을 깨물어 망가진 사람.

아기가 엄마의 안경을 잡아채 망가진 사람.

안경을 쓴 채로 잠이 들어 망가진 사람.

여름철에 뜨거운 차안에 두어 안경이 변형된 사람.

백내장으로 시력교정이 되지 않아 답답해하는 사람.

백내장을 수술하였으나 다른 합병증으로 시력교정이 원만하지 못한 사람

라식수술을 받았는데 결과가 만족할 만큼 좋지 않고 부작용이 나타나 불만인 사람.

눈이 더 나빠진 것은 생각하지 않고 시간을 요하는 주문렌즈인데도 즉석에서 되지 않는다고 불평하는 사람.

누진다초점안경을 맞춰 쓰고 쓰자마자 편하지 않다고 불평하는 사람.

적성검사를 받기 위해 완전 교정한 안경을 맞춰 통과는 됐으나 어지러움으로 실제 착용은 못하고 있는 사람.

외상으로 시력을 잃은 사람.

약시인 사람.

사시가 있는 어린이.

안질에 걸려 임시로 안경을 쓰려는 사람.

쌍꺼풀 수술로 임시로 안경을 쓰려는 사람.

눈가의 주름을 감추려고 안경을 쓰려는 사람.

변장을 하려고 안경을 쓰는 사람.

인상을 바꾸고 싶다며 안경을 쓰려는 사람.

단순한 패션소품으로 안경을 쓰려는 사람.

처음 안경을 쓰고 딴 세상을 보는 것 같다며 기뻐하던 사람.

신문 보기가 어려울 정도까지 버티다가 노안경을 쓰고 속이 다 후련하다는 사람.

안경을 쓰고 머리 아픈 것까지 없어졌다고 좋아하던 사람.

안경을 쓰고 눈물이 나지 않는다고 좋아하던 사람.

안경을 고쳐주었더니 무척 고마워하던 사람들.

극빈 학생들에게 무료로 안경을 맞춰주었더니 고맙다는 편지를 보내 온 학생들.

2005년의 여름, 나에게는 정말 무덥고 긴 여름이었다, 땀을 많이 흘려서인지 체중이 4kg이나 줄었다. 입술이 트기도 하였다, 허리가 심하게 아플 때는 복대를 하였고 하루걸러 한 번씩은 목욕탕에 가서 온찜질을 하면서 글을 쓴 긴 여름이었다. 금년 초부터의 작업이 이제야 마무리가 되었다. 이 글의 성격상 어쩔 수 없이 딱딱하게 쓰게 된 점이 못내 아쉽기만 하다. 이제 글을 마치고 막상 펜을 놓으려니 무덥고 긴 지난 여름이 다시 그리워지는 것은 왜일까. 이 글을 읽은 모든 사람들이 더욱 더 좋은 건강한 시력을 유지하는 데 조금이나마 도움이 될 수 있다면 큰 기쁨으로 간직하겠다.

2005. 10.

황 대 연

건강한 시력을 위한 안경 · 콘텍트렌즈

초판 1쇄 인쇄일 | 2005년 11월 22일
초판 1쇄 발행일 | 2005년 11월 28일

글쓴이 | 황 대 연
펴낸이 | 김 동 금
펴낸곳 | 우리출판사

등록 | 제 9-139호
주소 | 서울특별시 서대문구 충정로 3가 1-38 우 120-837
전화 | (02)313-5047 ● 팩스 | (02)393-9696
메일 | woribook@chollian.net

ISBN 89-7561-236-8   03510

값 10,000원